免疫力を上げる
健美腸ルール

ウイルスや菌に
負けない体をつくる

小林メディカルクリニック東京院長
小林暁子

講談社

はじめに～腸を守れば、体を守れる

新型コロナウイルスが猛威を奮った２０２０年。感染症のリスクを減らすため、免疫力アップの大切さが問われるなか、テレビなどでもこれまでになく大きくクローズアップされたのが、腸内環境を整えることの重要性です。

そもそも腸は、小腸、大腸からなり、７～９ｍにもなる非常に大きな臓器です。体の中に取り入れた食物から栄養素を吸収して、不要なものや毒素を排出する、というのがよく知られた働きでしょう。

そして今、注目されているのが、体を守る免疫器官としての腸の働きです。なぜなら腸は、体内最大の免疫器官だから。体を守る免疫細胞の多く――じつに**体内の免疫細胞の70%は、腸に集まっています。つまり、体内に入ってきた有害なウイルスや病原菌を撃退して、体内に吸収させないような防御システムを持つのが「腸」という臓器なのです。**

外から侵入しようとするウイルスや菌などから体を守るためには、この腸が持つ防御システムに存分に働いてもらいたいわけです。

けれど、加齢によって、あるいはさまざまな生活習慣などからダメージを受け続けることによって、腸内年齢は上がり、腸は本来の力を発揮できなくなってしまいます。

近年、腸内細菌の研究が飛躍的に進み、「腸が美容や健康長寿のカギ」であることは広く認識されてきたように思います。それでも「たかが便秘でしょう？」なんて思っていた方もいらっしゃったかもしれません。そんな方もこれからは、腸内環境ケアを無視できなくなるはずです。「腸を守ること」イコール「体を守ること」と言えるのですから。

そこでこの本では、どうすれば腸内環境を改善することができるのかについて、具体的な実践方法をお伝えしていこうと思います。なぜなら現代人の腸は、偏った食事、生活習慣の乱れ、ストレスといった要因によって、機能に問題を抱えていることが多いからです。そのままでは、守れるはずの体も健康も、守り抜くことができなくなってしまいます。

一方、これまでの診療経験のなかで、腸内ケアによって腸内年齢を下げることに成功した患者さんの例を多く見てきました。**腸内環境は日々の心がけ次第で、何歳からでも改善することができるのです**。

「人生で今がいちばん元気」(94歳女性)
「今がいちばんキレイな気がする」(60歳女性)

私は、医学部卒業後、内科・皮膚科での研修を経て、大学病院での総合診療科で、さまざまな悩みを持つ患者さんの診察に携わってきました。その後、小林メディカルクリニック東京を開院し、現在に至ります。私のクリニックでは、自律神経を整えることで、腸内環境の改善を目指す外来を中心に、多くの患者さんの診察を行ってきました。

「便秘外来」を開設したのは2012年です。これまでの診察経験から、患者さんのトラブルの多くは、腸内環境の不安定さが原因であることがわかってきたからです。

実際、便秘外来で患者さんの腸を整えると、驚くほど不調が消えていきます。便秘が治ることで肌の調子がよくなり、活動的になり、肥満や更年期症状まで改善される例を数多く見てきました。


例えば、ある94歳の女性患者さんは、若い頃からひどい便秘症でした。1週間に1回お通じがあればよいほうで、40代以降は下剤を飲まないと便を出せない状態が続いていました。年をとってからは食も細くなり、ますます便が出にくくなっていました。水分も不足しているようなので、食生活では、日中しっかり水分をとっていただくことや食物繊維を積極的にとっていただくこと、よく噛むことをすすめました。下剤の使い過ぎは、便秘治療に逆効果になることがあるのでやめ、整腸剤を処方し、使用していただきました。

その結果、便がスムーズに出るようになり、肌も見違えるようにキレイになりました。決しておおげさではなく、ご本人は大真面目で「人生で、今がいちばん元気」とおっしゃっています。

一方、体調不良の原因は更年期ではないかと受診された60歳女性。気持ちの落ち込み、だるさ、便秘、容姿に対する自信のなさを訴えていました。それらは、確かに更年期に見られる自律神経失調症の症状に似ています。診察の結果、腸内環境を整え、自律神経系を整えることが重要だろうと考えました。

この方は、キャリアウーマンで若い頃から忙しい毎日を送ってきました。長年、朝ごはんをとらずに過ごしてきたといいます。そこで、この方には朝ごはんを食べることや、夜は人肌程度に温めたヨーグルトをとることなどを実践してもらいました。また、夜間のウォーキングなども取り入れてもらいました。

　すると徐々に腸内環境がよくなり、便秘も解消。性格まで明るくなっていきました。体調や肌の調子がよくなると、女性はすごく変わるのです。この方も、スキンケアやファッションに関心が出てきて、見た目にもどんどん素敵になっていきました。周りの人からも「変わったね」と言われるそうで、患者さん本人も「人生で今がいちばんキレイな気がする」と話しています。

　このように、**腸内環境を整えるとまず体の中が変わり、性格も変わります。そして、表情や肌などの見た目も劇的に変わるのです。年齢は関係ありません**。みなさんも変わりたいと願っているなら、今からでも遅くはありません。

私は20年間風邪ひきナシ。スタッフにも病欠ナシ

　腸が若いと、心も体も、肌も若い。それは、私自身が身をもって経験しています。

　クリニックには、1年中、風邪やインフルエンザの患者さんがたくさん訪れますが、私はこの20年間、一度も風邪で寝込んだことがありません。生活が不規則で便秘がちだった20代の頃よりも、もうすぐ50代になろうという今のほうが体力があり、活力があることを

実感しています。腸内環境をよくしていくと、ジャンクフードなど余計な食べ物を不思議と欲しなくなります。体重もキープでき、肌の調子もよく、今はファンデーションをほとんどつけずに過ごしています。

小林メディカルクリニック東京のスタッフには「病欠がない」ということもお伝えしておきましょう。便秘外来の患者さんに接する以上、スタッフ1人ひとりが、便秘知らずの良好な腸内環境を保つように努力しています。その成果が現れている、といっていいと思います。

本書では、私やスタッフも実践し、実際に患者さんにお伝えしているプログラムや腸内環境をよくするさまざまな秘訣（ひけつ）を「健美腸（＝腸内環境が良好な腸）ルール」として紹介します。お通じがよくなると、全身がスッキリして、心も体も軽くなります。肌ツヤがよくなり、趣味や仕事への集中力も増してくるはずです。

免疫力を上げて健康で充実した日々を送るために、まずは腸から健康になりましょう。そして、あなた本来の活力や美しさを取り戻しましょう。そうなるための正しい知識や生活習慣を、この本でたっぷりとご紹介します。

２０２０年春　小林暁子

もくじ

第1章

腸内環境が免疫力を決める

第2章
腸で人生は変わる

第3章
今日からできる健美腸ルール

〈第4章〉
実例・腸診療の最前線

<第5章

実践・健美腸プログラム

〈第1章

腸内環境が免疫力を決める

1

なぜ免疫力が重要なのか？

毎年冬になると、日本中で風邪やインフルエンザが大流行します。でも、同じような環境で生活していても、病気にかかる人とかからない人がいます。それは、なぜかというと、1人ひとりの「免疫力」に違いがあるからです。

では、免疫力とはどのような力なのでしょう。

免疫とは、ウイルスや細菌などの病原体から身を守るための防御システムであり、「自分」と「他人」とを見分けて、「他人」を排除するしくみのことです。私たちの体内では、いろいろな免疫細胞が役割を持って、体の防御にあたっています。

免疫には、大きくわけて2つの種類あります。それは**「自然免疫」と「獲得免疫」**です。**「自然免疫」は、もともとヒトの体に備わっている免疫**。**「獲得免疫」は、一度細菌やウイルスに対処したり、ワクチンを接種したりすることによって得られる免疫です**。**病原体を阻止する第一の防御は、自然免疫が担います**。なかでも最前線で阻止するのは、皮膚やまつ毛などの物理的な防御。唾液や鼻汁、胃液などの分泌粘液には、殺菌作用のある物質など、数種類の防御物質（抗体）が含まれています。

しかし、なかにはこれを突破して、体内に入り込む病原体が現れます。すると、**次に対処するのが、NK（ナチュラルキラー）細胞、マクロファージ、好中球といった自然免疫に属する免疫細胞たちです**。彼らは、常に体内をパトロールしていて、あらゆる病原体に攻撃を加えます。細菌やウイルスを食べ、酵素で破壊するものもいます。

しかしときには、自然免疫だけでは対応できない手強い病原体も侵入してきます。新型コロナやインフルエンザ、病原性大腸菌O－157がまさにそれ。さあ、このとき免疫細胞たちはどう動くのでしょう。

自然免疫で対応できないときは、自然免疫のメンバーの一部が、獲得免疫に、「敵が侵入してきたぞ！」と、情報を伝えにいくことになります。

獲得免疫は、強力な病原体を専門にやっつけるために訓練された、いわばエリート部隊。実際の体内では、抗原（免疫反応やアレルギー反応を起こす物質）を認識したリンパ球であるヘルパーT細胞が、やはりリンパ球であるB細胞に命令を出します。するとB細胞が抗体（特定の抗原・異物に反応し排除する物質の総称）を作ります。一度情報を記憶してしまえば、抗体ができているので、再び侵入されることがあれば、獲得免疫が素早く対応して病原体をやっつけるといった具合です。なかには、過剰な攻撃にならないように免疫細胞をコントロールするものも存在します。

こうして、体内の免疫は3段階の防御システムを持ち、体を病原体から守ってくれているのです。

ただし、獲得免疫の抗体はオーダーメイド。獲得免疫の力を発揮させるには、病原体ごとに情報を記憶しないといけません。インフルエンザにはA型、B型などさまざまな型がありますそれで、混合ワクチンを打ったりするわけですね。新型コロナのように、まだワクチンが開発されていない病原体に対しては、ひとまず自然免疫で対抗する必要がある、というわけです。**病気に負けないためには、ワクチン接種などによる獲得免疫だけでなく、本来の自然免疫システムが円滑に働くことが重要**。免疫力が高い人は、病気になりにくく、病気にかかっても早く快復しやすいのです。

免疫細胞の中でも、特に注目されるのは、リンパ球の一種で自然免疫に分類される「NK細胞」です。彼らは、いわば全身を循環して回るおまわりさん。なんと、がん細胞も攻撃します。しかも、**NK細胞は自然免疫ですから、情報を獲得しなくても働いてくれます**。このNK細胞が多いほど風邪をひきにくくなり、逆にNK活性（NK細胞が活発に働くこと）が低いと、発がん率が高くなるという報告があります。免疫力＝NK活性といってもいいくらい、NK細胞の存在は重要なのです。

免疫システムの70%は腸に存在する

このように、私たちの健康を維持するために大切な免疫力。けれど、私たち1人ひとりの免疫力には、高い、低いの差があり、そこには腸の存在が大きく関わっています。ここでは、腸と免疫の関係を見ていきましょう。

私たちが生命を維持するためには、当然のことながら「食べる」ことが不可欠です。けれど、食べ物を口から体内に入れるということは一方で、異物や病原体も体内に侵入しやすくなるということ。それに対抗するために生物が作り上げたのが、免疫細胞と免疫システムです。

免疫細胞は、骨髄で生まれ、その後役割が決まると、いつ病原体が入り込んでもいいように、体の各所に配置されます。彼らの大本営が置かれているのが、まさに「腸」。「はじめに」でも触れたように、**人の体の全免疫システムの約70%は、腸に集中しています。**

とりわけ小腸の粘膜には、最大の免疫組織である「バイエル板」というものがあり、これこそが腸の免疫システムの中心といえます。バイエル板は、腸管免疫の中でも最も重要な器官。19ページでもお話ししたヘルパーT細胞、B細胞といったリンパ球に命令を出す、いわば総合司令所として働きます。腸管免疫には、鼻汁、唾液、胃液などの分泌粘液に多く含まれる特殊な抗体まで配備されています。

こうしたことからも、免疫力が腸内環境の質に左右されることは確かです。バイエル板や免疫細胞たちが24時間元気で働けるように、理想的な腸内環境を維持する必要があるのです。

ところで、私たちの体内には、毎日がん細胞が発生していると言ったら驚くでしょうか？　その数は、3000～7000個にもなります。

けれども、誰もが必ずがんになるかというと、そうではありません。それは、NK細胞などの免疫システムが、がん細胞を監視し、攻撃してくれているおかげなのです。

また、発生しても、じっと体内に存在しているだけのがん細胞もあるといわれます。免疫力が落ちると悪さをするのですが、免疫力があればいい子にしてくれているのです。65歳以上の55％が体内にこのがん細胞を持っているともいわれます。

こうしたことを知ると、腸内環境を整えて、免疫力をつけておくことがいかに大切かが、あらためてわかるはずです。まさに「腸を守れば、体を守れる」のですから。

では、免疫力を上げるには、どうすればよいのでしょう。

第一に大切なのは何といっても、食事です。

食べたものから栄養分を取り込む器官が腸である以上、**腸へとダイレクトに影響を及ぼすのは、日々、私たちが口にしているものです**。腸内環境をよくするためには、きちんと睡眠を取ったり適度な運動をしたりするなどの生活習慣の改善も大切ですが、誰もが今すぐにでも自分でコントロールできるのは、食事でしょう。

まず食事に取り入れていただきたいのは、発酵食品です。

例をあげると、ヨーグルト、納豆、チーズ、味噌、ぬか漬けなど。これらの発酵食品は、善玉菌を増やして腸内環境を整え、NK細胞の活性を高めたり、ヘルパーT細胞のバランスを整えたりしてくれることが期待できます。例えばヨーグルトに含まれる乳酸菌の中でも、R‐1乳酸菌は、NK細胞の活性を特に高め、風邪やインフルエンザにかかりにくくしてくれることが、研究で確認されています。

ただ大切なのは、「ヨーグルトだけ」「納豆だけ」というように、気に入ったからといって同じ食品ばかり食べるのではなく、異なる種類の発酵食品を日々とるようにすることです。

おすすめの食品は、食物繊維などほかにもありますが、詳しくはこのあと第3章、第5章でお話しします。

腸内フローラの秘密～腸内細菌の種類と役割

２０１５年、ＮＨＫが番組で取り上げたことで、「腸内フローラ」の存在が広く知られるようになりました。

腸内細菌の集まりである「腸内フローラ」。私たち１人ひとりが、異なる腸内細菌で構成された異なる「腸内フローラ」を持っています。

腸内細菌は、特に小腸の下にある回腸のあたりから、大腸にかけて群生しています。人の腸壁にびっしりと棲みついた腸内細菌の数は１００兆個以上。その種類は３００種類以上とも、２万種類あるともいわれていますが、すべてが解明されたわけではありません。研究者によっては、はるかに多い数を報告している人も。分類法もまだ確立されていないので、本当のところは、どれほどあるのかわかっていません。

とにかくその生態系全体を指して、「腸内フローラ」と呼んでいます。フローラとはお花畑という意味です。腸の中のお花畑に個性豊かな腸内細菌たちが棲みついているというわけですね。重さに換算すると１～２kgもあります。

まずは、今わかっていることを整理してみましょう。

多種多様な腸内細菌たちは、働きのタイプにより、善玉菌、日和見菌、悪玉菌の3つに分けられます。腸内細菌は、私たちが食べた食事をエサにして生きています。種類によってエサとする素材も変わってきます。

・善玉菌：ビフィズス菌、アシドフィルス菌、乳酸桿菌など

人の健康維持・増進をサポートする菌。ビタミンを産生する、免疫力を高める、アレルギーを予防する、肥満を防ぐ、腸のバリア機能（30ページ参照）を高めるなど、善玉菌が作る代謝物は人によい働きをします。善玉菌の好物は炭水化物。糖や食物繊維をエサにして増えます。腸内環境が酸性〜中性のときに活性化します。

・悪玉菌：ウェルシュ菌、ブドウ球菌、大腸菌など

増え過ぎると、腸内を腐敗させ発がん性物質を産生する、老化を促進する、腸壁を弱らせる、便の臭いを強くするなどの悪さをします。悪玉菌が作る有害物質は、全身の不調や病気の引き金になります。ただし、悪玉菌に分類されている菌の中には、健康に役立つ働きを持つものもあります。

◎善玉菌

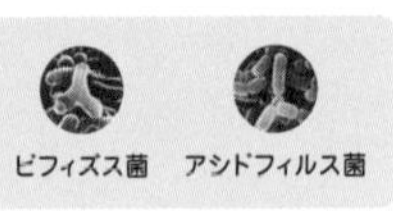

◎悪玉菌

大腸菌　ウェルシュ菌

悪玉菌の好物は、たんぱく質や脂質。アルカリ性のときに活性化し、酸性傾向のときには働きが弱まります。

・日和見菌：レンサ球菌、バクテロイデスなど

そのときどきで、優勢な側につくのが特徴。腸内で善玉菌が増えると善玉菌の味方を、悪玉菌が増えると悪玉菌の味方をします。

では、悪玉菌がまったくいないほうがいいかというと、必ずしもそうとはいえないということが現在ではわかってきています。善玉菌も、日和見菌も、悪玉菌も共存しつつ、善玉菌が優勢である状態が望ましいとされていますが、ベストな腸内フローラの状態というのは、人それぞれです。ただ、多く持っていると例えば「大腸がんになりやすい」「太りにくい」といった菌があることは少しずつ判明してきています。

腸内細菌たちは、腸内で常に縄張り争いをしています。悪玉菌が暴れるのは、善玉菌が極端に減ったとき。**ストレスや食生活の乱れなどで、善玉菌が減ると、日和見菌が悪玉菌に加勢するため悪玉菌が増殖してしまいます**。ちょっとしたバランスの乱れが、腸内環境を一気に悪化させることがあるのです。

◎年代別に見た腸内フローラの変化　**年齢とともに移り変わる腸内細菌（模式図）**

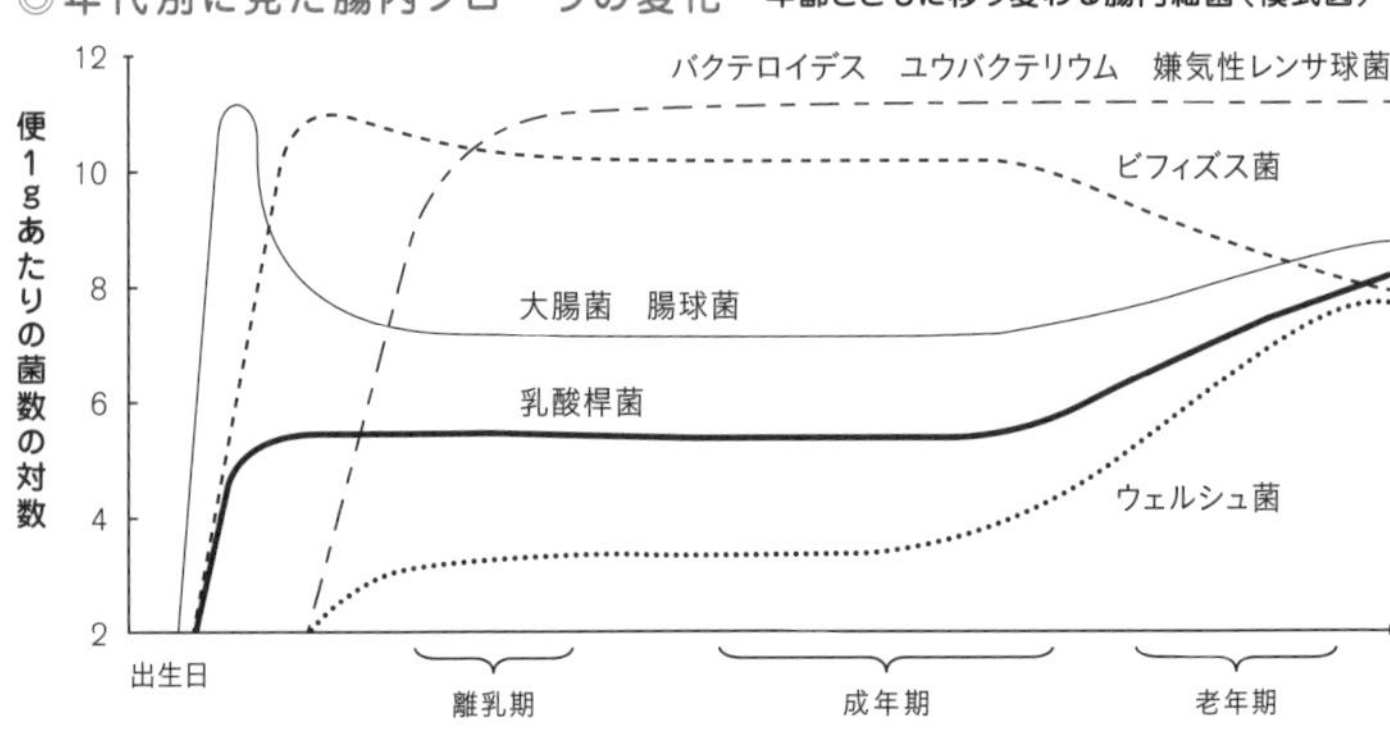

※この図は平均的なもので個人によって傾向は異なります。
資料：光岡知足『人の健康は腸内細菌で決まる』（技術評論社）

また、腸内環境は年齢によっても変化します。中高年以降は善玉菌が減り、悪玉菌が急激に増加する傾向にあります。こうした状況を変えるには、善玉菌を増やす食生活や生活習慣が大切になります。

腸内細菌の働きを、もう少し詳しく見ていきましょう。

腸内細菌は、私たちが食べたものを分解しそれを栄養にして生きています。そのとき腸内細菌が出す物質（代謝物）があり、これが人の健康や老化と深く関わっていることが、近年わかってきています。

例えば、ビフィズス菌は、乳酸、酢酸、ビタミンBなどを生成します。酢酸は強い殺菌作用を持ち、腸内環境を整えるのに有効です。

バクテロイデスが出すのは短鎖脂肪酸。短鎖脂肪酸には、酢酸、酪酸、プロピオン酸などがあります。特に酪酸は、大腸の粘膜組織から吸収されて、腸のバリア機能を高めたり、全身に運ばれて臓器のエネルギー源になったりして、余分な脂肪の蓄積を抑え、肥満を防ぎます。酪酸は腸の病気にも関係していて、炎症性腸疾患にかかっている人では、健康な人に比べて酪酸を作る細菌が少ないことがわかっています。

乳酸菌もよく知られた菌です。ヨーグルト、チーズ、漬け物などの発酵食品に多く含まれています。たくさんある有用な働きの1つが、乳酸を作り出し、腸内を酸性にすること。善玉菌は酸性を好むと説明しましたよね。そう、乳酸菌は腸内を酸性に保つことで、悪玉菌が増加しないように腸内環境を整えてくれているのです。

とにかく、腸内環境をよい状態にしておくためには、よい菌も悪い菌も適切なバランスを保って存在すること、そのうえでよい働きをしてくれる菌を、いかに増殖させるかが重要。腸を彼らの棲みやすい環境にし、食物繊維などのエサを豊富に用意してあげることが大切です。

腸管のバリア機能を守れ

腸の免疫システムを守るために欠かせない「腸管バリア機能」についてもお話ししておきましょう。

「バリア機能」という言葉なら聞いたことがある、という人は多いのではないでしょうか。バリア機能とは、外からの刺激から守る役割のこと。肌でいうと、皮脂膜、角質細胞、細胞間脂質といったものがバリア機能を担っています。肌の表面に油分や水分の層を作ることで、外部からの紫外線やウイルス、細菌、汚れ、有害物質を侵入させないように働いたり、内部からの水分の蒸発を防いだりしているのです。

そのような防御機能が腸にもあるというわけです。

口から肛門までの消化管、または腸を指して「内なる外」と表現することがあります。体の内側にありながら、外界とも接しているからですね。消化管には、口から摂取した食べ物と一緒に、病原菌やウイルス、有害物質などの異物が侵入します。胃酸だけでは、ウイルスや細菌を防げません。そこで、**異物を駆除するため腸に備わっている免疫システム**

が、腸管バリア機能であり、免疫細胞の働きなのです。

腸管粘膜に注目してみましょう。免疫システムでいうと、数種類の防御物質が含まれる粘膜は、最前線の防御ラインということになります。

腸管粘膜は、ネバネバしたムチン層の膜で覆われていますが、これは有害な微生物が腸管上皮細胞に接触できないようにするための物理的なバリアになっています。また、上皮では「抗菌ペプチド」というたんぱく質を分泌して、バリア機能を強化しています。さらに付け加えると、腸管上皮細胞の奥では、免疫細胞がスタンバイしていて、異物の侵入に備えています。

こうした腸管バリア機能の維持に、一役も二役も買っているのが、腸内細菌たちです。人間が食べたものを利用して腸内細菌が作る代謝物には、健康に有益なものがたくさんあるとお伝えしました。まさにその代謝物が腸管バリア機能を高めたり、腸管上皮細胞のエネルギー源として使われたりしているのです。

腸内細菌が作る代謝物には、過剰な免疫反応を抑える働きもあります。なかでも酪酸は、制御性T細胞を増やし、その結果、腸の炎症が抑えられることが明らかになっています。すでに書いたように（29ページ参照）、クローン病や潰瘍性大腸炎などの炎症性腸疾患の患者さんの腸内では、酪酸を作る腸内細菌が少なく、酪酸自体も少ないことが知られています。

腸内フローラと全身の相互作用については、世界中で研究が盛んに行われています。腸内フローラを1つの臓器とみなし、コントロールしていくことで病気予防や健康維持に役立てようという考え方が主流になっています。

さて、私たちにとって大事な、大事な「腸管バリア機能」ですが、やはり老化によって低下しやすいことがわかっています。

腸の免疫システムの1つ、抗菌ペプチドにもさまざまな種類がありますが、例えばディフェンシンという抗菌ペプチドのように、悪玉菌を駆除するものも存在します。抗菌ペプチドが働いてくれるおかげで、腸内の常在菌が善玉菌優勢になり、腸内フローラのバランスがうまく整うのです。

ところが、抗菌ペプチドの発現量は、加齢や不規則な生活、ストレスなどの影響で低下します。抗菌ペプチドの低下は、腸管バリア機能の低下を意味します。

では、腸管バリア機能を維持するよい方法はないのでしょうか。

フランスのパスツール研究所と明治との共同実験では、乳酸菌の1つ、ＬＢ81乳酸菌が抗菌ペプチドの発現量を維持し、腸管バリア機能の低下を防ぐことがわかりました。また、ＬＢ81乳酸菌を使用したヨーグルトの日常摂取で、体内の慢性炎症を抑制する働きも明らかになってきています。実験の詳細は第3章で紹介しますが、腸に働きかける乳酸菌は、腸管バリア機能の向上にも役立つことがわかってきたのです。

腸内環境の悪化と腸管バリア機能の低下は、ある意味でイコールです。腸を大きな会社とすると、警備員さん（腸管バリア）は日々攻撃を受けています。攻撃を受けたら傷ついた部分を修復して、敵の侵入に常に備えておかなければいけません。しかし病原菌や有害物質が増えると、警備員さんたちは弱ってしまって、パワーがなくなってしまいます。腸内の環境を整えて、元気な警備員さんを増やし、彼らをサポートする社員（腸内細菌）を増やすことが、強い会社を作る秘訣です。

免疫力アップのためには、ぜひ、乳酸菌を上手に活用し、腸の警備員さんを増やして、腸管バリア機能を強化しましょう。

腸は血液の質を決める

腸とあわせて、私たちの健康長寿のカギを握っていることを忘れてはいけない重要な器官。それは「血管」です。

日本人の死因の1位はがんですが、2位は心疾患（心臓病）、3位は脳血管疾患（脳卒中）。心臓病と脳卒中はともに血管の病気であり、「血管死」とも呼ばれます。

血管は、残念ながら加齢や生活習慣によって、知らず知らずのうちに老化していきます。血管が老化して詰まったり硬くなったりもろくなったりすると、やがて動脈硬化を引き起こし、脳出血やくも膜下出血、心筋梗塞などを招くこともあります。

血管年齢を若く保てるかどうかが、いかに命を左右するかということがわかるでしょう。**体を守るために、血管の健康を守ることは非常に重要なわけですが、じつは、ここにも腸の機能が大きく関わってきます**。

血管年齢を若いままキープするためには、詰まったり硬くなったりしないよう、血管をしなやかに保ち、血液をサラサラと流しておくことが大切です。血管の中身である、「血液の質」も重要、ということです。

そして、**腸内環境は、この血液の質にも影響を及ぼしているのです。**

便が腸に長く滞留すると、有害物質を発生させ、悪玉菌が増えて腸内環境が悪化します。腸内に発生した有害物質は、腸壁から血液に取り込まれます。便秘や下痢などで腸が整っていないと、血液はドロドロと汚れた状態に。それが、全身に運ばれることになってしまうのです。便秘になると肌が荒れるのも、このことが原因です。

つまり、血液の質を上げるためには、腸内環境をよくしておくことが非常に大切だということです。

汚れた血液は肝臓や心臓などの臓器にも負担をかけます。

小腸は栄養吸収の場所ですが、小腸から吸収した栄養（血液）は、門脈を通って肝臓に運ばれます。肝臓は、運ばれてきた血液から有害物質を分解・無害化したり、栄養をエネルギーなどに作り替えて各臓器へ送り出す役割を担います。ところが血液が汚れていると、肝臓の仕事が増えてしまううえに、栄養を各臓器へうまく届けられなくなってしまうのです。

反対に**腸の環境がよくなり血液の質を上げられると、肝機能、腎機能を健やかに保つこ**

とができます。血糖値やコレステロールなどの数値がよくなるということも起こります。

また、血液の流れをコントロールしているのは自律神経です。私たちの自律神経には交感神経と副交感神経があり、この両者は常にどちらかが少し高い状態（優位）を取りつつ、バランスを取りながら働くのが理想です。

リラックスしているときには、副交感神経が優位になり、血管を広げます。特に末端の血管が開くことは、血流をスムーズにするために大切です。

反対に、興奮したり緊張したりしたときには交感神経が活性化され、血管が収縮します。強いストレスによって血管が収縮して急激に血圧が上がると、もともと老化によってもろくなっていた血管は、最悪の場合は切れて、突然死にもつながります。

血管の老化を防ぐためには、交感神経が高い状態のままになることを避けたいのですが、現代人はストレスにさらされることが多く、交感神経が優位な人が多いようです。

じつは、副交感神経が下がることは、腸の機能の低下につながります。その結果として、血液の質の低下につながってしまいます。そう、体はすべてつながっているのです。

血管と腸の老化を防ぐために必要な自律神経を整える方法については、第3章であらためてお伝えします。

体も心も腸内細菌が決める

私たち1人ひとりは、それぞれ異なる腸内フローラのタイプを持っています。さらには、1人の人間の腸内でも毎日少しずつ変化しています。生まれたときに親から受け継いだ細菌と、成長過程で、体内に取り入れた細菌が最終的に生き延びて、その人固有の腸内フローラを形作っているのです。

太っている人と痩せている人では腸内細菌の構成が違います。腸内細菌は私たちの体質にも関係していて、食生活の傾向や、なりやすい病気の傾向などを調べていくと、同じような食生活の人や病気の人では、腸内フローラのパターンが似ているのではないか、といった研究も始まっています。

例えば便移植。日本でも、健康な人の便を、潰瘍性大腸炎の患者さんに移植する臨床試験が始まっています。抗菌剤併用療法という方法があり、その方法では、抗菌薬を投与して、いったん患者さんの腸内フローラをリセットしてから、健康な人の腸内細菌を大腸内に内視鏡で入れてあげます。すると移植した細菌が、より定着する可能性があるのだそうです。こうした**便移植で、腸の重い病気や肥満や糖尿病が治療できると考えられています**。

女性の更年期（閉経をはさんで前後10年くらい）の現れ方も、腸内細菌によって異なる可能性が出てきました。

更年期の女性は、女性ホルモンの分泌が急激に低下していくことから、ホットフラッシュ、肩こり、便秘、不眠、抑うつ症状など、さまざまな不調が現れることがあります。日常生活が送れないほどのつらい症状は更年期障害と呼ばれ、治療が必要になることもあります。

そこで注目されているのが「エクオール」という物質です。大豆イソフラボンをエサにして腸内細菌が作る代謝物で、エストロゲンという女性ホルモンに似た働きをすることがわかりました。エクオールは、更年期のさまざまな症状を和らげるほかにも、骨粗鬆症（こつそしょうしょう）の予防と改善、皮膚や血管の健康を保つ、コラーゲンを増やしてシワを予防する、メタボ対策にも有効など、女性の若々しさや健康維持によい働きをしてくれます。

ただし、腸の中にエクオール産生菌を持つ人は、日本女性で2人に1人。若い人では、さらに少ないといわれています。それでも、大豆食品を日常的にとってきた日本人は、欧米人に比べるとエクオール産生菌を持つ人が多いのです。腸内細菌は、生まれ育った環境や人種によっても違うことがわかりますね。

エクオール産生菌を持っているかどうかは、尿検査でわかります。また、エクオールのサプリメントが開発されていて、体の外から補うこともできます。

「心」と腸内フローラについても、少し説明しておきたいと思います。

じつは、**「腸内の善玉菌（ビフィズス菌、乳酸桿菌）が少ないと、うつ病のリスクが高まる」**ということが、国立精神・神経医療研究センター神経研究所を中心とする共同研究グループによって明らかになっているのです。また、**善玉菌の少ない人と過敏性腸症候群のようなストレス性心身症との関連も見られる**ことがわかっています。

腸内細菌が作る物質には、神経細胞を刺激するものが数多く存在し、それが脳に伝わり、感情などに影響を与えると考えられています。**私たちのやる気や喜び、幸せ感を支配しているのは、脳であり、腸である**ということですね。

困ったことに、日本人の食物繊維摂取量は、戦前の3分の1に減っていて、これが腸内環境の乱れの原因の1つになっています。近年、日本でうつ病患者が増えていることと、無関係ではないかもしれません。

折れない心と病気に負けない体、その両方に腸内フローラが関係しています。私たちの体調、体質やメンタルの状態までを、腸内細菌が決めているかもしれないと思うと、腸や腸内細菌のことがとても大切なものに思えてきませんか。

腸もむくむ!?

「むくみ」は、体の中を流れている血液中の水分がうまく排出されないために起こります。飲み過ぎた翌朝は顔がむくんでしまうとか、夕方になると脚がむくんで靴がきつくなるという経験はありませんか。特に女性は筋肉量が少ないので、リンパを流す「筋ポンプ作用」が働きにくいのです。それでむくみに悩む人が多いようですね。

そのむくみが「腸」にも起こるのです。

「むくみ腸」という言葉を作ったのは、順天堂大学医学部の小林弘幸教授。小林教授は「全身のむくみの源は腸にある。体調不良も、気力の低下、感情的なイライラも、むくみ腸が原因。よって、腸のむくみを改善していくことが、元気に快適に生きるいちばんのカギ」と述べています。

では、腸がむくむってどういうことなのでしょう。

なんとなく想像はつくと思います。患者さんの腸の状態を内視鏡で観察すると、むくみ腸は、健康な腸に比べて腸管がパンパンに腫れて分厚くなっています。当然、動きも悪くなっています。

むくんだ腸の人に共通しているのが、便秘です。刺激性の下剤を使い過ぎている人では、腸の粘膜が黒く変色してしまっている人もいます。むくみ腸のままでは、下腹部が重苦しく感じるだろうなと思うのですが、患者さんの中には、慢性的な便秘の状態に慣れていて、自覚症状のない人もいます。

むくみ腸を引き起こす原因は「炎症」です。

何日もお通じがないような状態が続くと、腸に炎症が起きて血流が悪くなります。腸管の中には、悪玉菌が作る有害物質が常にある状態です。それを薄めて無毒化しようと、腸はどんどん水を溜め込もうとする。それでむくみが起こるのだろうと、私は考えています。

ちなみに、便秘の人の脚のむくみは、本当にガンコ。血行不良を改善するため温めたり、マッサージをしたり、しょうがをとったりしてもなかなかよくなりません。慢性的な便秘の人は、腸からむくみを取らないと、むくみの解消は難しいと思います。

残念なことに、むくみ腸の人の腸の中では次のような変化が起きています。

1つ目は、小腸の粘膜にある突起「絨毛（じゅうもう）」が短くなること。絨毛は、病原菌や有害物質などから体を守る「腸管バリア機能」（30ページ参照）や、栄養を吸収する働きを担っています。それが短くなるということは、免疫力が低下し、栄養の吸収も悪くなるということです。

2つ目は、腸壁の筋肉が肥厚するために、腸の動きが悪くなること。便がますます出にくくなりますから、悪循環です。

3つ目は、神経細胞の変性です。腸壁には、マイスナー神経叢、アウエルバッハ神経叢という神経があって、腸管の運動を調節したり、粘膜の腺分泌を調節したりしています。便秘が慢性化すると、こうした神経細胞もうまく働かなくなり、腸のぜん動運動が低下してしまうと考えられます。

「じゃあ便秘を解消すればいいのね」と、安易に下剤に頼らないでくださいね。腸の血流障害や炎症は、刺激性の下剤の使用でも引き起こされます。

また、人の腸は加齢によっても、悪玉菌優位になり、腸管バリア機能が低下することで慢性炎症が起こりやすくなります。

むくみ腸を放っておくと、太りやすくなる、風邪などにかかりやすくなる、便秘が慢性化しやすいなど、全身に影響が及びます。むくみ腸を甘く見てはいけません。

むくみ腸を改善する方法はいくつかあります。まず無視できないのが、自律神経とのつながりです。腸の神経細胞と協調して働いているのが自律神経であり、自律神経のバランスがよい人は腸の状態もよく、反対に自律神経のバランスが悪い人は腸の状態も悪くなります。逆も同様で、腸の状態をよくしておけば、自律神経のバランスが整いやすいといえます。

自律神経や腸の状態は、やはり何といっても日々の生活習慣に大きく左右されます。不摂生をしたり、脂肪分の多いものばかり食べたりしていると、あっという間に悪玉菌に腸を支配され、腸内環境が悪化してしまいます。

特に食事は重要です。

①発酵食品をとって善玉菌を腸に送り込む
②善玉菌のエサになる糖や食物繊維を上手にとる

こうした方法で善玉菌を効率よく増やしていくと、腸内環境が比較的スムーズに改善されて、腸のむくみが引いていきます。善玉菌と仲良くなって、腸の中にたくさん棲んでもらいましょう。

後ほど詳しくお伝えしますが、ヨーグルトを日常的に摂取していたマウスでは、乳酸菌をとることで、腸管バリア機能が向上したという研究結果も出てきています。

何度もお伝えしていますが、腸は心と体の全部に影響している臓器です。当院の便秘外来を受診し、便秘が治ると、うつ病のような症状が治ったり、痩せてキレイになっていく患者さんを、たくさん見てきました。便秘が解消されると腸のむくみも引いていきます。腸のむくみが取れると、体はもちろん、心のむくみも取れて楽になるのです。

〈第2章〉

腸で人生は変わる

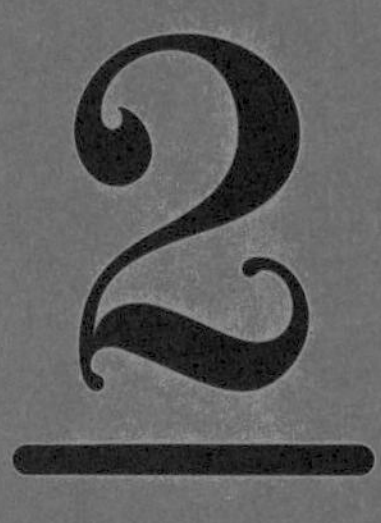

経営者や一流アスリートは今、真っ先に腸ケアに取り組む

腸で人生は変わるなんて言われたら、ドキッとする人もいるかもしれませんね。でも実際、私たちの生活と腸内環境は深くつながっていて、切っても切れない関係にあるのです。モデルや女優など、美や健康に関心の高い女性たちは、早くから「腸」に注目し始めていますが、最近は、エグゼクティブの間でも、「腸ケア」はもはや、歯磨きと同じくらいに欠かせない習慣となっています。

私のクリニックには、一般の会社員、OLさん、学生さんたちも受診されますが、なかには企業の経営者をはじめ、プロゴルファーやサッカー選手などの一流アスリートの方も来られます。誰もが知る有名ミュージシャンなども訪れます。

そうした著名人の方々は職業柄、普段から健康には人一倍気を遣っているはずです。では、なぜ今、腸ケアに励むのでしょう。彼らに聞いてみると、「ここぞ！　というときに最高のパフォーマンスを発揮するため」「素早く正確な判断を下すため」「ストレスに負けないため」という答えが返ってきます。事実、効果が出ているのです。

まず、腸内環境が整うと、栄養吸収がよくなり体重管理が楽になります。

また、第1章でもお話ししたように、腸内環境を整え免疫システムを強化することで、風邪をひきにくくなり、体調不良や病気のリスクを低くすることができます。

さらに、**精神を安定させる神経伝達物質「セロトニン」の95%は、脳ではなく腸で作られています**。セロトニンは、幸せ物質ともいわれていて、「明日も頑張ろう」という前向きな気持ちや安らぎを作り出します。それは、まさに経営者やアスリートには欠かせないものでしょう。そして、**「やる気」にスイッチを入れる、ドーパミンのもとになるビタミンを生み出すのも腸**。腸の働きが低下すると、「やる気が起きない」「だるい」などの症状に代表される、うつ状症のリスクが高まるというお話しは、第1章でもしました。

彼らは、仕事やスポーツで最高の結果を出したいときに、ストレスでお腹が痛いなんて言っていられません。常にベストコンディションでいること、すなわち心身ともに健康で安定し、ストレスや病気に強いこと、忙しくても前向きでやる気や充実感に溢れていることが求められています。

だからこそ、彼らは「腸ケア」のメリットにいち早く目をつけ、実践しているのです。

腸内環境を左右するのは、約100兆個ともいわれる腸内細菌たちであり、腸内細菌が形成する腸内フローラです。

腸内フローラは、日々の食事やストレスにかなり影響を受けることがわかっています。また、腸のぜん動運動は、自律神経（詳しくは108ページ参照）のうち、副交感神経に支配されています。ストレスや緊張時には交感神経が上がるので、ストレスが大きい生活を続けていると、腸の動きが悪くなり便秘になりやすくなります。このとき、腸内フローラは、善玉菌の勢力が弱まり、悪玉菌が猛威を奮っている状況です。

善玉菌が優勢の良好な腸内フローラを取り戻す方法は、いくつかあります。1つには**自律神経のバランスを整えること**。特に副交感神経を上げることが有効です。

腸に元気に働いてもらう基本は、規則正しい生活です。食事をすると一時的に交感神経が上がりますが、食後は逆に副交感神経が上がり、消化・吸収を促します。**昼は活動して、夜は眠り、三度の食事を規則正しくとることで自律神経のバランスは整います**。そのほか、**乳酸菌や食物繊維を適量とることも、腸内の善玉菌を増やし、腸内フローラを良好に保つ助けになります**。詳しくは第3章「今日からできる健美腸ルール」でお話ししたいと思いますが、とにかく、こうしたことを知っているのと知らないのでは、集中力やパフォーマンスに差が出てくるのです。

さて、私のクリニックの便秘外来では、薬を処方しておしまい、なんていうことはあり得ません。お通じは健康のバロメーターであることや日々の食生活が腸内フローラを左右することなども学んでいただき、最終的には患者さん自身が、自分で正しい腸ケアを行えるようにサポートします。

例えばＩＴ企業サイバーエージェントの藤田晋社長は、健美腸ケアを社員にも推奨しようと、社内で腸をテーマにしたセミナーを実施してくださっています。健美腸指導士（188ページ参照）の資格を持つ私のクリニックの看護師が、企業を訪問し、腸のしくみや、腸が健康にいかに大切か、腸内環境が整うと社会生活や健康・美容にどんなメリットがあるかなどを説明します。必要に応じて、クリニックに来院していただき、腸内環境のチェックも行います。

ＩＴ企業というと、若い社員が多く、活気溢れる職場を連想します。実際その通りなのですが、仕事中は長時間のパソコン作業で座りっ放しのことが多く、みなさん、総じて運動不足です。常に忙しいため、ストレスも多いようです。食事の時間はバラバラ、お腹がすくと菓子パンやお菓子に手が伸びてしまいます。お腹を満たせばよいという食事内容の方も多く、腸内環境が悪化している方が数多く見られました。

若いうちは充実したエネルギーで、なんとか乗り切っているとしても、実際は疲れやすかったり、すぐにイライラしたり、ニキビができたり、太りやすくなったり……と、腸内環境の悪化から何らかの不調を抱えているはずです。そうした社員の現状を変えることができれば、仕事への集中力も上がり、効率も上がる。そう、藤田社長は考えたのです。

実際、社員のみなさんの腸内フローラの状態が良好になると、体力も気力も充実してきます。チームの雰囲気もよくなり、生産性も上がると考えられます。

最近になって、「社員の健康は企業の財産である」ことを、ようやく経営者の方々が理解してくださるようになりましたが、健美腸ケアを真っ先に取り入れるなんて、さすがIT企業、と感心してしまいました。

腸は、私たちの心や体や免疫力などと深く関わっている臓器。「人生で成功するかどうかは腸次第」といっても過言ではありません。

結論を言います。**できる人はこぞって腸ケアに励む**、という時代になっています。

一方、スポーツ選手たちの間で、腸内環境ケアへの意識が高まっているのは、当然のことといえます。

アスリートは、試合に照準を合わせて厳しい練習を重ねます。常にストレスにさらされ、試合が近づいてくるときの精神的プレッシャーはかなりのものでしょう。

海外遠征では、時差調節のストレスにもさらされますから、自律神経のバランスを崩すこともあります。その結果、下痢や便秘など、お腹の不調を訴える選手もいるようです。「ここぞ！」というときに、本来の力を出せなかった……なんていうことにならないよう、腸を意識した管理が重要になるのです。

腸ケアをしておくことは、栄養の受け入れ態勢をよくすることにもつながります。アスリートは、一定の筋肉を落とさずに体型を維持することが大事。そのためには日々のトレーニングによるダメージを修復し、強化につなげるために、体を作る栄養素を過不足なく取り込むことが大切です。そこで、重要な働きをするのが腸なのです。

のちほど説明しますが、いくら栄養のあるものをとっていても、腸内が悪玉菌でいっぱいの汚れた状態では、栄養素がきちんと吸収されません。体に不要な有害物質の排出もうまく働かなくなり、疲労が溜まりやすくなったり、体重コントロールが難しくなったりする可能性もあります。

ゆえに意識の高い選手ほど、トレーニングと食習慣はセットで考えます。パフォーマンスアップのベースを作る腸内環境ケアをけっしておろそかにしないのです。

今や日本人のがん罹患者数トップは、大腸がん

今や、日本人の2人に1人ががんになる時代。健康長寿で人生をまっとうするには、がんの克服やがんとの共存が大きな課題です。

ところが近年、日本人に急増しているのが「大腸がん」です。2016年の統計では、がん罹患者数および罹患率は、男女の総数で、胃がん、肺がんを抜いて1位になっています。さらに、2018年の統計では、女性のがん死亡率の1位、男性がん死亡率の3位が大腸がんとなっています（国立がん研究センターの統計）。

国際比較ではどうでしょうか。WHO（世界保健機関）のデータを見ると、1980年代、大腸がんの死亡率は、アメリカ、イギリスのほうが日本よりも圧倒的に多い状況でした。しかし、2001年になると、女性の大腸がんによる死亡率はアメリカ、イギリス、日本が横並び。男性では、日本がトップになってしまったのです。

発酵食品や食物繊維の多い和食は、腸にいいはずなのに現実は……。日本は美腸大国から劣等生へ転落していたのです。

日本人に大腸がんが増えている原因としては、動物性たんぱく質や動物性脂肪の摂取量

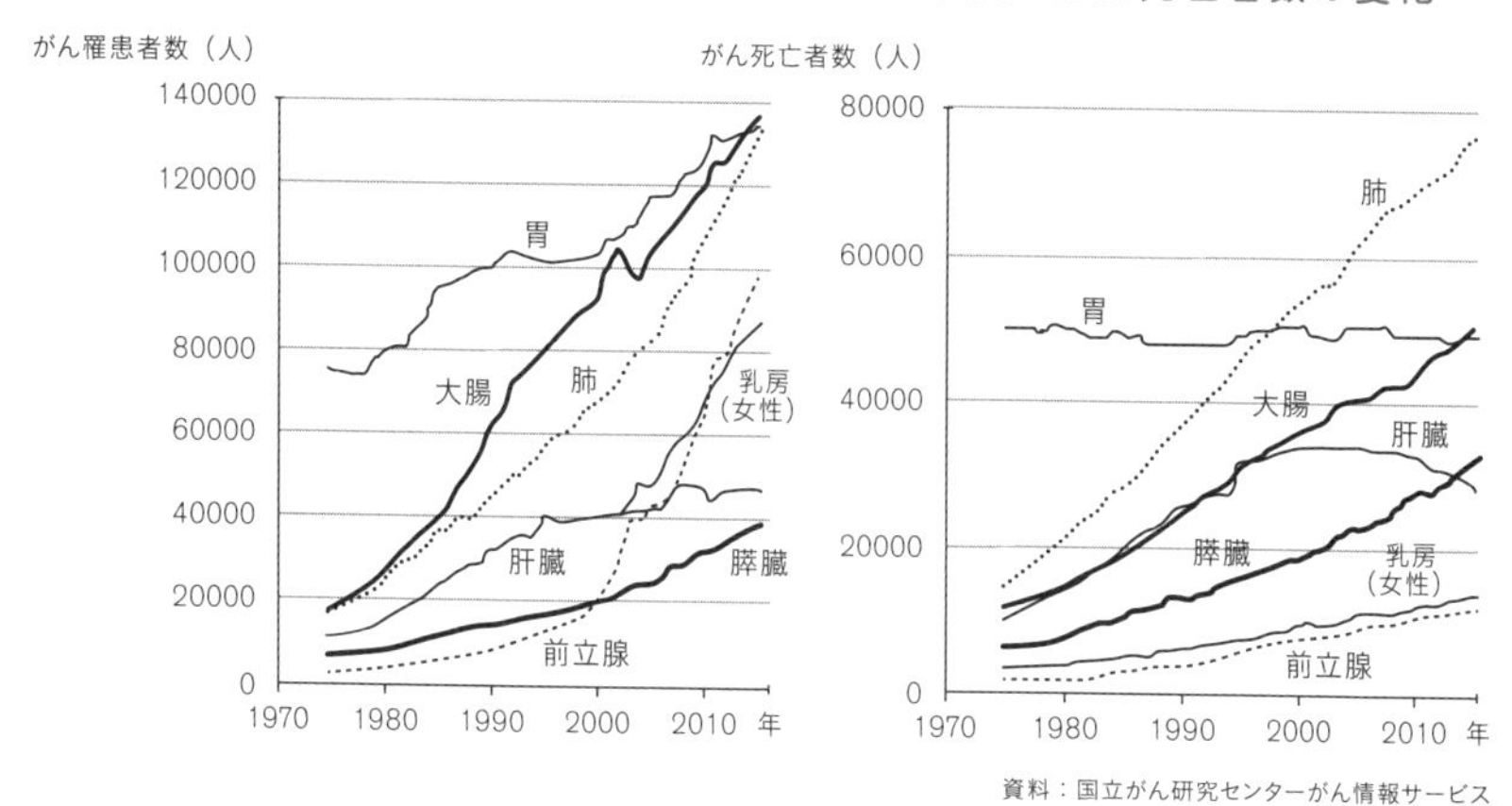

資料：国立がん研究センターがん情報サービス

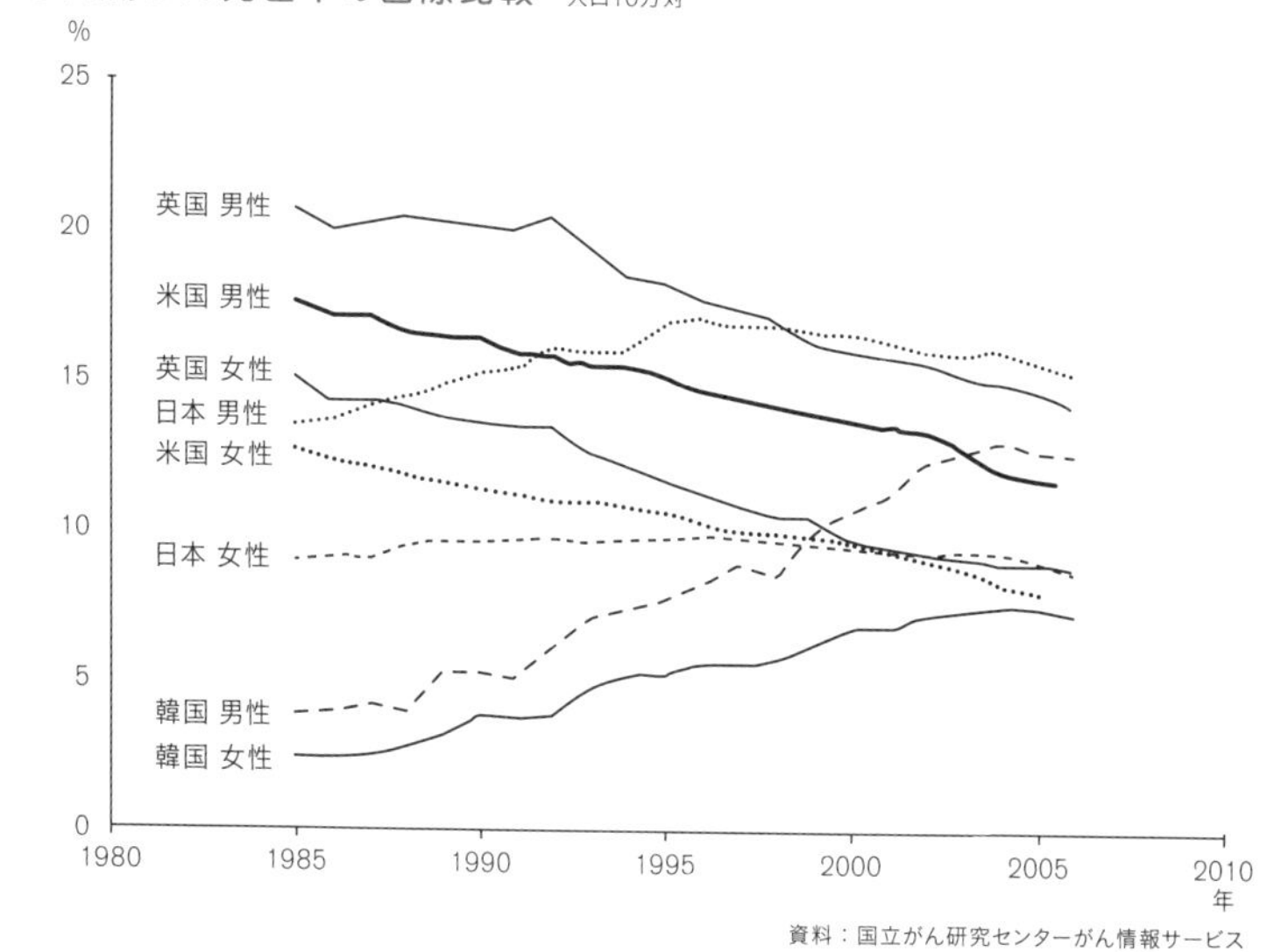

資料：国立がん研究センターがん情報サービス

の増加、食物繊維や穀類の摂取量の低下、さらには飲酒、喫煙などの生活習慣の変化、加齢による細胞の老化などが影響していると考えられています。

とりわけ現代の日本人の食生活は、欧米化が進み、食物繊維の摂取量が減っています。その結果、腸内細菌が減少し、腸内環境が悪化して便秘を招いています。

腸内に便が長くとどまれば、悪玉菌による腐敗が進み、発がん物質など毒性のある物質が滞留してしまいます。溜まった老廃物は再吸収されて、全身を巡ります。さらに、毒性のある物質が腸粘膜を刺激し続ければ、大腸がんをはじめ、病気発症の引き金にもなり得るのです。

腸が危ないということは、すなわち「日本人の健康と美が危ない」ということです。

日本がかつての美腸大国に戻るには、腸をいたわる生活を始めなければなりません。とにかくよい便を出すこと、きちんと排泄（はいせつ）できる体を維持することです。スムーズな便通こそが、大腸がん克服のカギになると、私は思います。

では、どうしたら便通をスムーズにし、腸を元気にできるか。それは、第3章で詳しく述べましょう。

大腸がんやその温床となる大腸ポリープは、男女ともに40歳代後半から増加し始め、大腸ポリープの発見率も40歳を境に増えていきます。初期には自覚症状はほとんどないため、早期発見には検診が欠かせません。平成23年から大腸がん検診（便潜血検査）が40歳以上の男女で開始されているのは、そのためです。

大腸がんは、早期であれば完治する確率が非常に高いとされています。40歳を過ぎたら、1年に1回は必ず検診を受けましょう。

男性の腸問題、女性の腸問題、シニアの腸問題

朝食抜き、ランチの早食い、深夜のどか食い、連日の深酒、イライラしてばかりの日常、運動不足……。これらはすべて腸の不調につながります。現代人のライフスタイルは、腸にとって大迷惑といってもいいかもしれません。

現在、少なくとも日本人のうち1200万人が便秘や腸内環境の不調で悩んでいるといわれています。ただ、男性、女性、シニア世代など性別や年代によって、お通じの悩みはずいぶん変わります。傾向を知っておくと対策が取りやすいと思います。

まず、**成人男性に多いのが、ストレスを感じると下痢をもよおす「過敏性腸症候群（IBS）」です**。通勤時や大事な会議、商談等々、緊張やストレスを強く感じるときにお腹が痛くなるなどの症状が特徴。下痢だけでなく、下痢と便秘をくり返す人もいます。成人の約1割が過敏性腸症候群といわれており、身近な疾患の1つです。

ビジネスマンにとってストレスは避けられないもの。うまく処理できればよいのですが、ストレスに敏感な人では自律神経のバランスが崩れて、排便コントロールがうまくい

かなくなります。また、一度便通異常を起こすと、デリケートな人ほど、「また下痢をしたらどうしよう……」と排便に不安が伴うようになり、そのストレスでますます腸が敏感になるという悪循環が生まれます。胃腸の検査をしても原因が見つからず、自分はお腹が弱いタイプだと思っている方は、過敏性腸症候群の可能性が高いでしょう。

女性でも過敏性腸症候群になる人はいて、男性は下痢型が多いのに対し、女性では便秘と下痢をくり返す人が多いといわれています。

この疾患は近年、薬物治療が効果を上げていますが、治療の主軸は、やはり生活習慣と食事の改善であると私は考えています。お腹の悩みから解放され、仕事に集中できるように、働き盛りのビジネスマンこそ、腸ケアに目を向けてほしいと思います。

一方、女性に多いお通じの悩みは、圧倒的に「便秘」です。便秘で悩む女性は、男性の2倍。**女性が便秘になりやすい理由はさまざまで、月経周期による一時的なものだったり、ダイエットによる食物繊維不足だったり、筋力が弱いことも便秘と関係しています**。そのほか、会社や公共の場でトイレに行きにくいと感じ、排便を我慢することが習慣化している人では、直腸性便秘（129ページ参照）になりやすくなります。

私のクリニックの便秘外来には、筋金入りの便秘症の方がたくさん訪れます。サプリメントや下剤などを大量に使って便を出している女性が多いことに驚かされます。

多くの女性は体型を気にしています。その気持ちは私にもわかります。しかし、下剤依存は、体型や体重を気にするモデルだけの問題ではありません。一般の女性にも、下剤依存の方が増えているのです。

出ないことがあたりまえになってくると、下剤で出せばいい→下剤が効かなくなる→もっと下剤を飲むというふうに、どんどんエスカレートしていきます。

もちろん、便秘は放置しないほうがよいのですが、刺激性下剤の使い過ぎは、かえって腸の機能を低下させてしまいます。下剤を飲み続けていると、無理やり刺激を与えて腸を動かしているため、そのうち腸が疲れてしまい、腸のぜん動運動が起こらなくなるのです。

市販の下剤（便秘薬）を1日に250錠も飲んでいた患者さんがいました。こうなると、まずは便秘薬を少しずつ減らしていくことから治療をしなければなりません。心のケアも必要で、数年がかりで治療をしていくことになります。過剰な薬物依存は腎機能を低下させる恐れもあります。便秘を侮ってはいけません。

最近では、糖質オフがブームになったこともあり、主食や根菜類をとるのを避けている方もいます。じつはこの**糖質オフが、便秘を引き起こす原因になるので要注意**。玄米などの穀物や根菜類などには、便通をスムーズにする働きを持つ食物繊維がたっぷりなのに、その摂取を減らしてしまうのは、いかがなものでしょう。よかれと思って始めた糖質オフ。しかし、排泄できない体＝悪い物を溜め込みやすい体になっている可能性があるので、注意してくださいね。

理想は、下剤を使わなくても、便をスムーズに出せる体です。バランスのよい食生活こそ、健康の基本。そして、便通は健康のバロメーターだと思ってください。腸が元気な人なら、下剤を使わなくとも、ごはんを食べるだけで腸のぜん動運動が起こり、便意を自然に感じることができるはずです。

最後に、シニア世代の腸内環境についてお話ししましょう。この世代では、まさに便秘が深刻な悩みとなっています。**便秘は女性の悩みと思いがちですが、男性でも50歳以降は、便秘人口が増える傾向にあります**。

理由は、年齢とともに、筋力が低下して運動量も低下、食べる量も減っていき、便の質が悪くなっていくことです。加齢により自律神経の働きが鈍くなるうえ、副交感神経の働きが低下していくことも原因の1つとされます。腸内フローラのバランスも変化しやすくなり、悪玉菌優勢になりやすいことがわかっています。

若い頃は忙しく、ちょっと便秘をしたくらいでは気にも留めなかったのに、退職後、時間に余裕ができるとその分、便が出ないことが気になって気になって仕方がない、というパターンも。神経質になり過ぎて、余計に便通が止まってしまっているシニアの方もいます。

腸は最大の免疫器官といいましたが、健康な人の腸では、病気と闘ってくれる兵隊さん（免疫細胞）が元気に活動してくれています。**積極的な腸内環境ケアをしている人と、そうでない人では、病気のかかりやすさも違ってきます**。

加齢とともに病気が増えるのは、免疫が弱くなるというよりも、闘う相手（病原菌や老化）が増えるため。最も手強いのはがん細胞です。腸が健康でないと、がんをはじめ生活習慣病のリスクも高くなります。腸ケアをすることは、命を守ることにもつながるのです。

そのきつい性格も腸のせい!?

若い頃に健美腸ケアを実践していたら、今ごろ肌の状態や体調はどうだったかしら……とふと考えることがあります。

研修医だった20代の頃の私は、寝る暇もないほど忙しい日々を送っていました。食事は菓子パンで済ませるような生活です。当然、便秘しがちで、疲れやすく、冷え症で、慢性的なニキビや不眠に悩まされていました。振り返ると、性格もきつかったなあと思います。

それが、「便秘外来」をスタートさせてからは、患者さんに指導していることを、自分でも実践するようになりました。

食物繊維や発酵食品を積極的にとり、適度な運動を習慣にし、自律神経バランスを整えるような生活を送っていると、みるみる体調が改善していきました。便秘で悩むことはほとんどなくなりましたし、冷え症も解消。肌の調子もいいので、ファンデーションを塗らなくなりました。そして夜は、ぐっすり眠ることができます。

腸が元気かどうかのサインはいろいろありますが、じつは、メンタルの状態もその1つ。

この章の冒頭で、腸内環境は、セロトニンやドーパミンの生産に関わっているとお伝えしましたが、腸脳相関といって、腸内環境は、脳にも影響を及ぼします。便秘続きで腸内環境が悪化していると、心をリラックスさせ、ハッピーにする物質「セロトニン」の分泌が低下します。すると睡眠ホルモンの「メラトニン」が生成されにくくなり、睡眠の質も落ちてしまいます。

そのため、**腸内環境をよくすることで、脳や心にもプラスに働く可能性があります**。

ここで、小林メディカルクリニック東京と順天堂大学医学部の共同研究結果をご紹介しましょう。便秘を気にしている健康な成人男女10名を対象に行った試験です。

試験ではこの10名を、AとB、2つのグループに振り分けました。そして、グループAには、水溶性食物繊維（こんにゃく由来のグルコマンナン）を含む米粒状加工食品を同量の精白米とともに炊いたごはん、グループBには、精白米100％のごはんを、日々の食事でとってもらうようにしました。

4週間後、グループA、グループBそれぞれの唾液中のコルチゾール（ストレスホルモン）の値を測定。するとグループBは、コルチゾール値が増加しているにもかかわらず、グループAはコルチゾールの増加が抑制されているという結果に。

また、この全員に、「緊張・不安」、「怒り」を測定するPOMS検査（気分プロフィール検査）を行ったところ、8週間後、グループBは「緊張・不安」「怒り」が増加している一方で、グループAはその数値が低下している、という結果が出たのです。

これらの試験は、**水溶性食物繊維を摂取することで腸環境が改善されることにより、メ**

◎水溶性食物繊維に関する最新の研究 ❶

ストレスホルモンの産生

唾液中のコルチゾール（ストレスホルモン）の値を示しており、高いほどストレスを感じていることを示している。グループB（対象食摂取群）はコルチゾール値が増加しているにもかかわらず、グループA（被験食摂取群）はコルチゾール値の増加が抑制されている。

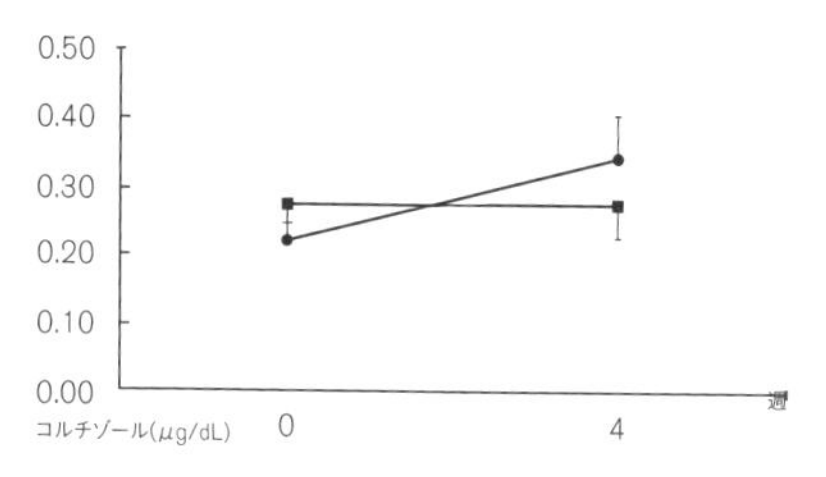

◎水溶性食物繊維に関する最新の研究 ❷

POMS検査（気分プロフィール検査）

グラフはPOMS検査により、被験者が感じている「緊張・不安」（左図）、「怒り」（右図）を表している。グループB（対象食摂取群）は「緊張・不安」「怒り」が増加しているが、グループA（被験食摂取群）は「緊張・不安」「怒り」の数値が低下している。

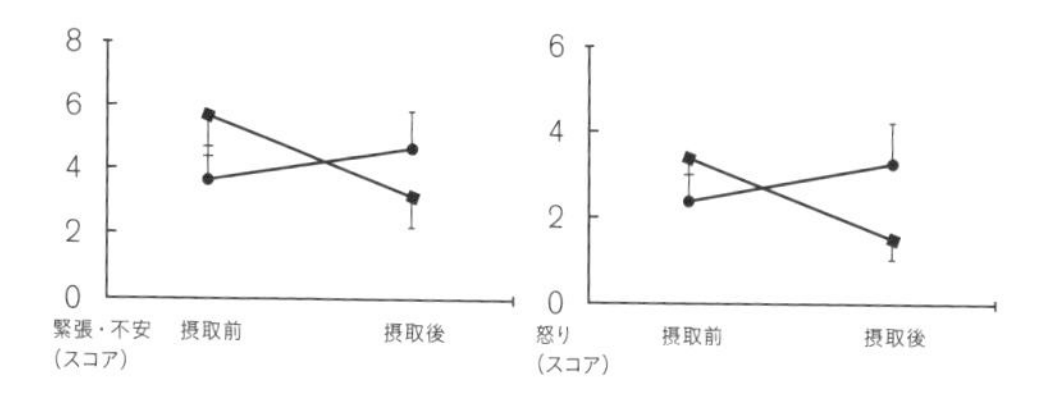

■―■ グループA：被験食（水溶性食物繊維を含む加工食品50%×精白米50%）摂取群
●―● グループB：対象食（精白米100%）摂取群

ンタル的なストレスを抑えたり、解消したりできる可能性を示しました。

自分の経験からも、「**腸内環境がよくなると性格もよくなる**」という法則は確かにあると思います。腸が健康な今は、ちょっと困った人と話していてもイライラしません。「全部腸のせいね。腸が変わればきっといい人に変わるはず」と思うと、穏やかに対応できるものです。そもそもお腹がスッキリしているときと、ガスが溜まっているようなときでは、気持ちの持ちようが違いますよね。

私のクリニックを受診された患者さんの多くは、**便秘が治ることで体調が改善し、肌も美しくなり、自然と痩せ体質になるなど、それまで抱えていたコンプレックスも解消されていきます**。腸内環境がよくなるにつれ、イライラや暗い表情が消えて、笑顔が増えていくのがわかるのです。患者さん自身が変わると、家族や周囲の人の対応も変わります。職場や家庭の誰かの心が安定すると、周りに与える影響もポジティブなものに変わっていくのです。幸せな空気は伝染するのです。

近年、キレやすい子どもや陰湿ないじめが増えているのも、腸が関係している可能性があるのではないか。そう、私は考えています。その子たちは、普段どんなものを食べてどんな生活をしているのだろう、と気になります。腸からアプローチする方法で、心の問題を救える可能性があるかもしれないと思うのです。

「溜めている」人は、栄養不足

　万年便秘の人の問題は、本来排出すべきものを抱えているというだけではありません。便秘は、せっかく体によいものをとっても吸収されない状態に陥っているということ。栄養をせっせととっても、ムダになってしまっているのです。

　それは、こういうことです。私たちは食べることで、体に必要な栄養を補給しています。口から入った食べ物は、攪拌(かくはん)されたあと十二指腸、小腸へと送られ、小腸で本格的に消化されて栄養素の90%が吸収されます。

　そして、栄養素が吸収されたあとの残りかすが大腸へと運ばれ、水分が少しずつ吸収されて、腸の粘膜や腸内の細菌と混ぜ合わさって固形の便となります。

　この働きが正常に行われることで、栄養素はきちんと吸収され、体に不要なものは排泄されるのです。

　ところが、便秘続きで腸が汚れていると、悪玉菌の出す老廃物や有害物質が再吸収され、血液にのって全身に送られてしまいます。小腸の機能もダウンし、食べ物から栄養素をきちんと吸収できなくなります。

「溜めている」人は、必要な栄養が届いてほしいところに届かない「栄養不足」の体になっているのです。どんなに栄養バランスを考えた食事をとったり、高価なサプリメントをとったりしていても、せっかくの栄養素が細胞に吸収されないのでは、もったいないと思いませんか。


食べ物が溢れているこの日本で、「まさか栄養不足？」と思われるかもしれませんね。

けれど「疲れやすい」「不調が続く」「太りやすい」という方は、そのまさかの栄養不足を疑ったほうがいいかもしれません。なぜ栄養不足が太りやすさにつながるのかは、このあとお話しします。

腸内環境を整えて「食べたほうが痩せる」体に

我慢して食事の量を減らしているのに、なかなか痩せない。一時的に体重が減ってもすぐにリバウンドしてしまう……。そんなふうに嘆いている方は多いと思います。けれど、気づいていただきたいのは、ダイエットの順番が間違っているということです。

まず、腸内環境が整っていないと、痩せません。

先ほどお話ししたように、便を溜めている人は、栄養不足状態。ところが、脂肪を燃焼させるためには、じつは、ビタミンやミネラルなどの基本的な栄養が欠かせません。腸が栄養を適切に吸収できてはじめて、体内できちんとエネルギー代謝が行われるためのスイッチが入るのです。

事実、私のクリニックの便秘外来で生活指導を受け、**腸内環境が改善すると、自然と3kg、5kgと痩せていく患者さんは少なくありません**。加えて、腸内の老廃物が排泄されることでも、体重は減っていきます。

ダイエットを始めようと思ったら、やみくもに食事の量を減らすのではなく、むしろ腸内細菌のバランスを整える乳酸菌や食物繊維など、腸にいいものをしっかり食べることです。そうして腸内環境を整えたうえで、適度な運動や適切なカロリーコントロールをしていくと、効果が出やすいはずです。

ダイエット前に腸内環境を整えることを、私は「**腸リハビリ**」と呼んでいます。便秘しがちな方は、まず腸内環境を整えることから始めましょう。

便は「とにかく出ていればいい」ではなく、スッキリ感を感じられるかどうかが大切です。目安としては、毎日または3日に一度、爽快感のある排便があれば、便秘ではないと考えてよいでしょう。理想の便は、黄色っぽくてバナナ状の形をしています。

3日以上排便がなかったり、コロコロした硬い便しか出なかったりする場合は、ダイエットをしていい時期ではありません。

スムーズなお通じのためには、毎日の食事で発酵食品や食物繊維をとることが大切です。ただし、ずっと便秘だった人が食生活を変えると、一時的にお腹が張ることがあります。重要なのは、ここでやめないこと。

腸のリハビリ中は、悪い菌が優勢だった状態から、いい菌が増えてきて菌の入れ替わり

が起きていると考えられます。まさに、菌のお引っ越し中なのだと思ってください。

食事を変えたら1日で腸内環境がガラリと変わる、などということはありません。腸内環境がよくなっていくには、ある程度時間がかかるものなのです。

「しばらく続けてみても便が出ない」「食物繊維をとればとるほどお腹が張って苦しい」という人は、食物繊維のうち「**不溶性食物繊維**」ばかりとり過ぎている可能性がありま す。そこで、便をやわらかくする働きのある「**水溶性食物繊維**」を多く含むものを積極的にとるようにしてみてください。詳しくは、第3章で述べますが、**おすすめなのは、りんご、キウイフルーツ、バナナなどの果物です**。私のクリニックの患者さんには、水溶性食物繊維のサプリメントを処方しています。そうしたものを補うのも、1つの方法です。

62ページでお話しした試験でも、水溶性植物繊維を摂取するようにしたグループは、摂取していないグループと比べて、8週間後には明らかに血中の中性脂肪値が低下するという結果が出ました。

いいですか。痩せたいなら、腸内環境を整えることを第一に目指しましょう。便秘がちで、腸が悪玉菌だらけなのに食べないダイエットをするなんて、体には拷問以外の何物でもありません。いちばんの目安は、お通じ。良好なお通じが戻ってくれば、無理なダイエットはもう不要です。

ちなみに、**腸内細菌には「ヤセ菌」と呼ばれるものがあります**。それは、27ページでも紹介した「バクテロイデス」という菌。腸内細菌研究の結果、痩せている人にはバクテロイデスが多く、肥満の人には少ないことがわかっています。というのも、バクテロイデスが腸内で作る短鎖脂肪酸という物質は、脂肪の取り込みを抑えたり、燃やしたりする働きを持っているからです。バクテロイデスは、食物繊維などをエサにして、短鎖脂肪酸を作ります。

このバクテロイデスですが、善玉菌ではなく、日和見菌に分類されます。「ヤセ菌」としていいこともしてくれるのですが、アンモニアなどの腐敗物質を作るのにも関与するなど、体にとってマイナスの影響もあります。ただし、腸内で善玉菌が優勢になると、日和見菌はいい働きをする方向にシフトします。

善玉菌優勢の腸内環境バランスを維持することが、「ヤセ菌」を増やし、働かせる近道というわけです。肥満体質になるか、痩せ体質になるかは腸内細菌次第。さらに、どんな腸内細菌を増やすかは、あなたの心がけ次第といっても過言ではありません。

腸内環境は、何歳からでも改善できる

便秘外来の患者さんは、子どもから90歳ぐらいの方まで、年代も性別もさまざまです。結論から言いましょう。**腸を若返らせるのに、年齢は関係ありません**。

便秘外来を開設した当初、私は「70～80歳の方では、臓器が衰えているはずだから、腸内環境改善には時間がかかるだろう」と思っていました。ところが、それはまったくの誤りでした。

シニア世代の方は、夜遊びもしませんし、仕事などのストレスも少ないので、本人がその気になれば、生活改善は比較的楽だということがわかりました。食事や生活の指導もしやすく、むしろ早期によい結果が出ることが多いのです。

くり返しになりますが、腸内環境のよし悪しを決めるのは、腸に棲みついている「腸内細菌」たちです。その数は、100兆個ともいわれ、さまざまな種類の細菌がグループを作って棲息（せいそく）しています。それを花畑に例えて、腸内フローラと呼ぶわけです。

これまで、腸内細菌は、善玉菌、悪玉菌、日和見菌に分けられ、善玉菌が多い腸はよい腸で、悪玉菌が多い腸は悪い腸といわれてきました。ですが、腸内細菌の研究が進むにつ

れ、そう単純ではないことがわかってきました。

まず明確になってきたのは、腸内フローラは1人ひとり違う、ということです。人間が胎児のときには無菌状態で育ちます。それが産道を通り、生まれるときに母親から細菌を譲り受けます。その後、接触した助産師さん、看護師さんからも菌をもらいます。誰と接触するかによってもらう細菌の種類が変わるのですね。

一般的には、生後数日のうちに、善玉菌であるビフィズス菌が増えていき、乳児期は腸内をほぼ善玉菌が占めています。離乳期からは、日和見菌などの菌も増えてきて、ようやくその人の腸内フローラが形成され、安定していきます。成人になるとビフィズス菌の占有率は1~2割程度になります。そして、老年期になると今度は、悪玉菌が増え始めるのです。そういう意味では、年齢を重ねれば重ねるほど、腸内環境は悪化する傾向にあります。

ただ、腸内フローラは、生活環境によっても変わります。偏った生活をしていたり、下剤に頼ってばかりいたりすると、10~20代の人でも60~70代の人のような腸になります。逆にシニアの方でも、腸内フローラのバランスが良好ならば便秘知らずの腸をキープできます。つまり、腸内フローラがいい状態かどうかは、年齢だけの問題ではないのです。大きなストレスを受けたり、抗生物質を飲んだりすることでも、腸内フローラのバランスが悪いほうに傾きます。逆に、生活習慣を整えることで、そのバランスを良好にすることもできるのです。

最近、わかってきたことがもう1つあります。どうやら**お腹の中の細菌が、将来の生活習慣病を左右するかもしれない**ということです。

腸内フローラにも個性があると言いましたが、太りやすいタイプ、糖尿病になりやすいタイプなどがあることがわかってきたのです。現在、糖尿病、腸炎、肥満、アレルギーと腸内細菌との関係が、世界中で研究されています。

しかし、腸内フローラの中に、どれほどの種類の細菌が棲息しているのかわかっていない部分も多く、腸内細菌の分類法も確立されていません。前述した便移植という方法もどれだけ有効かは、もうしばらく研究の成果を待たなければなりません。善玉菌、悪玉菌、日和見菌という分類も、数年後には変わる可能性があります。

今のところ、私たちが腸内環境を良好に保つには、やはり食事、睡眠、ストレス対策などの生活習慣からアプローチする方法が確実です。それによって、〝腸の体質〟を変えていくことが大切になります。

いずれにしても、腸内フローラが、私たちの将来の健康や病気に関係してくることは確かです。

心穏やかにハッピーな人生を送るためにも、健美腸ケアは、老若男女、すべての人に欠かせない健康法だと思います。

腸で人生は変わります。

第3章

今日からできる健美腸ルール

3

ルール1

毎日出なくても気にしない～便秘の定義

当院の便秘外来には、便秘に悩む患者さんだけでなく、自分の腸の状態を知りたくてやってくる患者さんもいます。ある企業にお勤めの40代後半の男性は、「テレビで特集していた、○○を食べると腸によいという方法を3ヵ月実践している。私の腸はかなりよい状態のはず。それを確かめたくて検査を受けに来ました」と自信満々で来院されました。しかし、腸内フローラ検査をしたところ、悪玉菌が優勢と出てしまい、かなりの落ち込みようでした。

この例からお伝えしたいのは、**何か1つのことを実践するだけで腸がよくなることは、そうそうないということ**。腸のためにはいろいろな食材をとったほうがよく、栄養バランスも大切です。さらに、生活習慣や環境も腸内フローラの構成に影響します。

そこでこの章では、健美腸を手に入れるための基本ルールをまとめました。何をどれだけ食べたらいいのか、腸のために「していいこと」と「してはいけないこと」などについてもお伝えしたいと思います。腸や便秘について、みなさんが誤解していることがあるかもしれません。さっそくチェックしてみましょう。

まず、便秘の定義についてです。

毎日お通じがないのは、便秘？　それとも便秘ではない？

じつは、「○日間、便が出ないと便秘である」という医学的定義はありません。毎日、または3日に一度程度、気持ちのいいお通じがあれば、便秘でないと考えてよいと思います。

大事なのは、「気持ちのいいお通じ」があるかどうか。

例え毎日便が出ていても、硬いコロコロとした便しか出ない、残便感がある、力まないと出ないといった状態なら、それは便秘です。いつもゆるゆるの便ばかりという下痢タイプの人も、腸内環境がよいとはいえません。

最近増えているのは、便秘を気にし過ぎてストレスから便秘になるケース。腸というのはストレスの影響を最も受けやすい臓器です。不安や緊張を感じると、腸も緊張し、カチカチに固まって便を出すことができなくなってしまうことがあるのです。

次のような症状は、ストレス性便秘（痙攣（けいれん）性便秘）の特徴です。

・少量のコロコロ便が出て残便感がある。
・便秘と下痢をくり返す。
・平日は便が溜まってお腹がパンパン。休日になるとお通じがある。

便秘になりやすいストレスには、精神的ストレス、肉体的ストレスの2つがあります。

ストレスがなぜ腸に影響するのかというと、自律神経が関係しているからです。

私たちの体は、自律神経にコントロールされています。自律神経には、交感神経と副交感神経がありますが、腸が活発に働くのは、リラックス状態のときに活発に働く副交感神経が優位のとき。しかし、ストレスが溜まると交感神経が優位となり、副交感神経の働きが低下して腸の動きが停滞し、お通じが止まってしまいます。腸のぜん動運動が停滞すると、腸内で食べたものが異常発酵するなどして、腸の中で悪玉菌が増加します。便も臭くなります。

便秘外来の患者さんに共通して見られるのが、自律神経のバランスの乱れ。たいがい副交感神経のレベルが低い人が多いのです。ですから、患者さんには、「毎日出なくても気にしないでね」と話します。心配や不安はストレスになります。3日に1回でも、気持ちのいい便が出ていればよしとする。「心のゆとり」を持つことです。

気持ちのいいお通じのためには、リラックスできる時間を持つことや、ゆったりとした気持ちでトイレに入ることを心がけましょう。体が疲れているときは、睡眠をたっぷりとるなど、休養をとることも大切です。

また、「出したいときに出せない」状況はストレスになります。職場や学校でトイレにこもるのが恥ずかしいと感じてしまうなら、朝少し早く起きて、朝ごはんをきちんと食べ、トイレに入る十分な時間を作りましょう。早くスッキリさせたいからと、下剤に手を出すようなことはしないでください。薬で無理に腸を動かしていると、腸が疲れてしまって、かえって動きが悪くなります。その結果、腸内環境を悪化させてしまいます。

便の状態には、食生活や腸内環境の状態などが反映されています。毎回お通じがあるたびに、便をよく観察してみましょう。

理想的な便とは、黄土色〜赤茶色をしていてバナナのような形をしています。フカフカとして硬過ぎずやわらか過ぎない便が、力まなくてもするりと出れば、腸内が善玉菌優勢で、弱酸性の理想的な環境に保たれている証拠。自律神経のバランスも整っている状態ですから、体調も良好と見ることができます。さらに、よい便には、イヤな臭いがありません。それから量も大切です。便のサイズが小さい場合は、食物繊維不足で、腸内細菌の数が減っていると見ることができます。

便は健康のバロメーターです。毎日出るか、出ないかを気にするよりも、フカフカの程よい大きさの便を〝気持ちよく〟出すことを目標にしましょう。最近、いい便が出ていないな、気持ちよくないなと感じたら、自分の便の問題点を見つけて、生活習慣を改善していくことが大切です。

ポイント

毎日出なくても、３日に１回出ればＯＫ。
フカフカのバナナ便が気持ちよく出るかどうかが快便の目安。

ルール2

食物繊維のバランスを考える

「スムーズなお通じのために必要なのは、食物繊維」というのは常識となっていると思います。ただし、食物繊維にも種類があることは、ご存知でしょうか？　食物繊維を豊富に含む食材はいろいろありますが、せっかくとるのですから腸が喜ぶ方法でとりましょう。ポイントは、「ひどい便秘のときと快便のときとでは、食物繊維のとり方を変える」ということです。

さて、便の形を作り、便のもとになるのが食物繊維です。しかも、食物繊維は腸のぜん動運動を促すとともに善玉菌を増やし、血糖値や血中コレステロールの上昇を抑えて、あらゆる生活習慣病の予防にも役立ちます。

ところが、現代の日本では、食生活の欧米化が進み、食物繊維を十分量とれていない人が増えています。平均すると、50代までの男女で1日15g以下（平成24年度版国民健康栄養調査）。日本人の食物繊維の摂取量目安は、18歳以上で1日あたり男性19g以上、女性

17g以上とされていますから、ほとんどの世代で足りていません。
私は便秘外来の患者さんに、食物繊維を1日20〜25gを目標にとることを推奨していま す。さて、みなさんは十分にとれているでしょうか？ 主な食品に含まれる食物繊維の総量（100gあたり）は左記の表の通り。ただ生野菜の場合、トマトなら中ぐらいの大きさ20〜25個、レタスなら20玉ぐらいが必要です。生野菜で食べるより、ゆでたり煮物にしたりしたほうが、同じ100gに含まれる食物繊維の量は多くなります。不足しがちな人は、意識してとるようにしましょう。

食品に含まれる
食物繊維総量

食品	含有量
ごはん（玄米）	1.4
ごはん（精白米）	0.3
そば（干）	3.7
大根	4
にんじん	2.7
ごぼう	6.1
レタス	2.0
干ししいたけ	41
アボカド	5.7
バナナ	1.1
りんご	1.5
きなこ	16.9
ひきわり納豆	5.9
あんこ（粒あん）	5.7

食品100g当たりの食物繊維の含有量（g）
（日本食品標準成分表）

さらに大事なのはここから。「第6の栄養素」と呼ばれる**食物繊維には、2種類あります。便をやわらかくする「水溶性食物繊維」**と、**便の〝かさ〟を増して排便をサポートする「不溶性食物繊維」**です。この2種類の摂取バランスが重要なのです。

水溶性食物繊維を多く含む食材には、**果物、こんにゃく、海藻類、きのこ類、にんじん、オクラや納豆**などのネバネバ食材などがあげられます。一方で、不溶性食物繊維を多く含む食材には、**根菜類、芋類、豆類、玄米、きのこ類、かにやえびなどの甲殻類**などがあげられます。

水溶性食物繊維の特性

◎水に溶け、ゲル状になり、便をやわらかくする

◎善玉菌のエサになって種類や数を増やす

◎糖分や脂肪の吸収を抑えて、血糖値の上昇やコレステロールの増加を抑える

◎大腸がんを予防する

水溶性食物繊維の種類

●ペクチン　果物などに多く含まれる

●グルコマンナン　こんにゃくなどに多く含まれる
●アルギン酸　海藻類のぬめり成分
●フコイダン　海藻類のぬめり成分

不溶性食物繊維の特性

◎便の〝かさ〟を増して腸のぜん動運動を活発にする
◎発がん性物質など腸内の有害物質の排出を促進する
◎咀嚼(そしゃく)を増やし、胃の中に長時間滞留して、満腹感を与える

不溶性食物繊維の種類

●セルロース　りんご、大豆、ごぼう、穀類などに含まれる
●ヘミセルロース　ごぼう、小麦ふすま、玄米、大豆などに含まれる
●不溶性ペクチン　未熟な果実、野菜などに含まれる。熟成するにつれて水溶性に変わる
●リグニン　ココア、豆類、いちご、なしなどに含まれる
●キチン・キトサン　えび、かになどの甲殻類、きのこ類などに含まれる

便秘や下痢が続いているときに、消化しにくい不溶性食物繊維をとり過ぎると、逆効果になることがあります。玄米、根菜類、葉野菜は、一見便秘解消によさそうですが、不溶性食物繊維が多く含まれており、そうした食材ばかりとり過ぎると便が硬くなり、さらなる便秘を招くことがあります。

硬いコロコロ便しか出ないタイプやガスが溜まってお腹が張るタイプの便秘では、水溶性食物繊維を多く含む食材を摂るようにし、硬くなった便をやわらかくすることを優先しましょう。おすすめなのは、**りんごやバナナ、キウイフルーツなどの果物**です。熟した果物には、ペクチンと呼ばれる水溶性食物繊維が豊富に含まれています。積極的にとりたい食材については、第5章も参照してください。

健美腸を維持できている人は、そのままバランスのよい食生活を続けていけば問題ありません。自分のお腹や便の状態を見ながら、水溶性食物繊維と不溶性食物繊維の割合を調整できるようになれば、健美腸上級者です。

タイプ別・効果的な食物繊維のとり方は次を参考にしてください。

◎汚腸（常に便秘がち）　水溶性8：不溶性2
◎危機腸（ときどき便秘）　水溶性6〜7：不溶性3〜4

◎健美腸（毎日〜3日に1回はバナナ便がするりと出る） 水溶性5：不溶性5

水溶性と不溶性、両方の食物繊維を豊富に含む食材としては、納豆、ごぼう、オクラ、それにドライフルーツ。プルーンやマンゴーなどのドライフルーツは、おやつ代わりにもなり、健美腸の強い味方です。

穀類では、「大麦」が優秀です。玄米100％ごはんよりも、白米に大麦を混ぜた麦ごはんのほうが、食物繊維のバランスがよくなります。

大麦に含まれるβ－グルカンは、排便効果、コレステロール値低下、内臓脂肪減少、食後血糖値上昇の抑制など、大人世代にうれしい効果が得られるということで、注目されています。ごはんよりパンが好きという人は、大麦入りのパンやグラノーラなどもありますので、試してみてください。

ポイント

便秘や下痢の人は、水溶性食物繊維を多めに摂取しましょう。手軽なフルーツがおすすめ。

ルール3

絨毛を増やそう

ここで、第1章で少し触れた「絨毛」の話を詳しくしましょう。

絨毛は、普段の食生活によって減ったり増えたりしていますが、減ってしまうと大問題なのです。その理由を説明しましょう。

腸は大きく小腸と大腸に分けられますが、絨毛があるのは小腸です。小腸は伸ばすと5～7mもの長さになる臓器です。その小腸で栄養吸収装置として働くのが、内壁にある無数のヒダとそれを覆う絨毛です。絨毛から吸収された栄養分は、毛細血管を通じて全身に送られるしくみになっています。その突起状のヒダを広げると、その表面積はなんとテニスコート1面分にもなります！　栄養吸収を効率よく行うため、突起を作ることで吸収面積を広くしているわけですね。ただ、それは同時に、小腸の壁が細菌やウイルスにも接しやすくなることを意味します。そこで、絨毛内の粘膜固有層では粘膜免疫が発達し、細菌などの侵入（感染）を防いでいます。

つまり、必要な栄養素だけを吸収し、体に害のあるものは排除する。小腸はとてもよくできた臓器なのです。

ところが、その大事な絨毛が減ってしまうことがあります。体の機能は、使わないと衰えるという法則があります。絨毛も筋肉と同じで、使われなければ必要なしと判断され、退化してしまうのです。例えば食事抜きダイエットをくり返したり、食物繊維が不足したりしている人では、絨毛の数が少なくなると考えられています。

絨毛の数が少なくなれば、栄養吸収能力も免疫力も低下し、全身の健康に多大な影響を与えることになります。絨毛を増やし、免疫システムをしっかり働かせるためには、食事をきちんととって良好な腸内環境を維持することが重要なのです。

ポイント

栄養吸収や免疫を担う「絨毛」は健康の要。食物繊維を積極的にとるなどして絨毛を増やそう。

ルール4

ヨーグルトを毎日の習慣に

ヨーグルトは、健美腸の強い味方。できれば毎日とっていただきたい食品の1つです。ヨーグルトの摂取を習慣づければ、腸内の善玉菌が増え、腸内細菌のバランス、すなわち「腸内フローラ」が改善され、腸のぜん動運動が正常になります。その結果、便秘が改善されていきます。便の臭いの原因は悪玉菌によって作られますから、便のイヤな臭いもなくなっていきます。

腸内環境を無理なく整えるには、1日200g程度を目安にとるとよいでしょう。

相性のよいヨーグルトを見つけることも大切なことです。市販のヨーグルトに含まれる乳酸菌には、ビフィズス菌、ブルガリア菌、ガゼイン菌などさまざまな種類があります。インフルエンザやO－157、ピロリ菌の感染予防をうたったものなど、さまざまな機能がある菌株のヨーグルトも各種売られています。

この中から**自分に合った菌株のヨーグルトを見つけましょう。まずは同じヨーグルトを1週間から2週間、毎日100~200gとり続けます**。便通や睡眠、肌の状態など、体の調子がよくなってきたら、それがあなたにとってのベスト・ヨーグルト。相性がよい菌株がとれるヨーグルトといえます。

さて、ヨーグルトには腸内フローラ改善（整腸作用）のほかにも、さまざまな健康効果が期待できます。

まず第一に、ヨーグルトは栄養面でも優れた食品です。カルシウムを筆頭に、たんぱく質、ビタミンA、ビタミンB群やカリウムなどが含まれています。これに果物のビタミンCを補うことで栄養バランスが整います。

また、腸内細菌の可能性については、これまでも多くの研究が進められてきました。免疫機能を活性化したり、胃がんの原因といわれるピロリ菌を減少させたり、活性酸素を抑えて動脈硬化を予防したり、花粉症などのアレルギーを予防したり……といった、たくさんの効果が明らかになっています。

第1章でもお話ししたように、最近では、パスツール研究所と明治が行った共同研究により、LB81乳酸菌に、新しい2つの働きが確認されました。

1つは**「腸管バリア機能」を高める働き**です。

「内なる外」である腸の中には、口から食べ物と一緒に病原菌やウイルス、有害物質などが入ってきてしまいます。そこで、腸管にはそうした異物の侵入をくい止めるための生体

愛読者カード

今後の出版企画の参考にいたしたく、ご記入のうえご投函くださいますようお願いいたします。

本のタイトルをお書きください。

a 本書をどこでお知りになりましたか。

1．新聞広告（朝、読、毎、日経、産経、他）　2．書店で実物を見て
3．雑誌（雑誌名　）　4．人にすすめられて
5．書評（媒体名　）　6．Web
7．その他（　）

b 本書をご購入いただいた動機をお聞かせください。

c 本書についてのご意見・ご感想をお聞かせください。

d 今後の書籍の出版で、どのような企画をお望みでしょうか。
興味のあるテーマや著者についてお聞かせください。

ご協力ありがとうございました。

郵便はがき

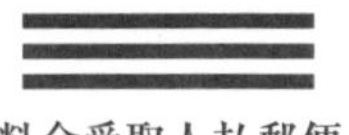

料金受取人払郵便

小石川局承認

1043

差出有効期間
2022年6月27日まで
切手をはらずにお出しください

112-8731

東京都文京区音羽二丁目十二番二十一号

講談社エディトリアル　行

ご住所	□□□-□□□□		
(フリガナ) お名前		男・女	歳
ご職業	1. 会社員　2. 会社役員　3. 公務員　4. 商工自営　5. 飲食業　6. 農林漁業　7. 教職員　8. 学生　9. 自由業　10. 主婦　11. その他（　）		
お買い上げの書店名	市 区 町		書店
今後、講談社より各種ご案内などをお送りしてもよろしいでしょうか。 送付をご承諾いただける方は○をおつけください。			承諾する

TY 000015-2004

防御機能が備わっています。それが「腸管バリア機能」です。

いくつかの成分で構成されるこのバリア機能の中でも、特に重要と考えられるのが腸管の上皮細胞で作られる「抗菌ペプチド」というたんぱく質です。**抗菌ペプチドは、有害な細菌、ウイルス、有害物質などから腸管を守る働きを持ち、さらには悪玉菌を駆除し腸内フローラを改善すると考えられています。**

ところが、この抗菌ペプチドの発現量は、年を重ねたり、ストレスが多かったりすると減ってしまうことが明らかになっています。実験では、この機能低下をＬＢ81乳酸菌の摂取で防ぐことができないかを調べています。

実験では、生後８ヵ月（人間でいうと30歳前後）からＬＢ81乳酸菌を20ヵ月間与えた生後28ヵ月の老齢マウス（人間でいうと80歳前後）と、与えていない生後28ヵ月の老齢マウス、さらに生後６ヵ月の若齢マウス（人間でいうと25歳前後）の抗菌ペプチドの発現量を比較。すると、若齢マウスには、抗菌ペプチドの発現促進効果が見られる一方で、ＬＢ81乳酸菌を与えていない老齢マウスでは、若齢マウスに比べ、発現量が明らかに低下していました。しかし、ＬＢ81乳酸菌をとっていた老齢マウスは、若いマウスとほぼ同じ発現量を維持していたのです。

つまり、ＬＢ81乳酸菌を摂取し続けることで、

◎老化による抗菌ペプチド発現量の減少を抑えることができる

◎腸管バリア機能が維持され、健康な腸機能を維持することが期待できる

このようなことが明らかになりました。乳酸菌が腸の老化を予防する＝アンチエイジング効果を発揮するということを証明した画期的な研究といえるでしょう。

さらに2つ目の働きとして、**ＬＢ81乳酸菌は、腸内の免疫細胞にも働きかけている**ことが確認されたのです。免疫細胞の機能が保たれることで、全身の健康へのプラスの働きが期待できます。

今ではたくさんの「機能性ヨーグルト」が出ていますが、菌株によって期待できる効果は変わってきます。ただ、どのタイプにも整腸作用は期待できます。ヨーグルトは続けることが大切ですから、機能だけでなく味の好みなどから選んでもいいと思います。いろいろ試して、自分に合うヨーグルトを見つけてみてください。

ポイント

ヨーグルトは健美腸の強い味方。最近、腸のアンチエイジングに有効とされる乳酸菌も発見されている。自分に合う菌株のヨーグルトを見つけよう。

ルール5

「発酵食品」と「酵素」は違うことを知る

最近、効果がよくわからないと思う健康食品の1つが「酵素」をうたった食品です。植物の酵素が体内で働くとして、「酵素ダイエット」や「ローフード」がブーム。「グリーンスムージーなら生きた酵素が腸に届く」「酵素ジュースで便秘が解消する」「酵素パワーのおかげでスリムになった」などとうたわれて広まり、女性たちがこぞって野菜ジュースや酵素食品といわれるものを取り入れようとしています。国内外のセレブや美容ブロガーの方たちが実践していることも人気の理由のようですね。

確かに野菜ジュースには、ビタミン類や食物繊維が含まれます。カロリーも低めなので、ダイエットや美肌、便秘解消のサポートにはなると思います。ただ、酵素パワーのおかげで痩せるとか、グリーンスムージーで酵素を補うなどの考え方には、どんな根拠があるのか疑問です。酵素ダイエットで痩せるのは、通常の食事を酵素ジュースに置き換えた場合で、結果として、1日に食べる量（カロリー）が減るからでしょう。

ではは酵素とは何かというと、「生物内で起こる化学的反応を促す触媒として活用されるたんぱく質の一種」です。酵素は体内で作られますが、ひと言で酵素といっても、さまざまです。消化を助けるのは「消化酵素」、唾液に含まれるもの、胃液に含まれるものなどいくつもの種類があります。また、新陳代謝促進や脂肪分解、筋肉を動かすなどの働きを持つのが「代謝酵素」です。

植物の酵素もたんぱく質の一種ですから、体内に入れば、肉や魚のたんぱく質と同様に、胃や腸で分解され、ペプチドやアミノ酸になってしまいます。**野菜ジュースや酵素ドリンクに植物の酵素が含まれていたとしても、そのまま体内で〇〇酵素となって働くことはほぼありません**。

また、酵素を十分働かせるには、材料として5大栄養素の1つであるミネラルの働きも必要になります。そして、食べたものから栄養をしっかり吸収するには、良好な腸内環境が不可欠です。

こうしたことを踏まえると、**代謝のいい体を目指すなら、やはり栄養吸収やデトックスの要である腸内環境を整えることに注力したほうが近道です**。そのために、発酵食品をはじめ、食物繊維が豊富な野菜や果物をたっぷりとることはよいことです。

でも、酵素をとれば痩せられるとか、野菜は生でとらないと（酵素が死んでしまうから）意味がないなどという根拠のない情報には振り回されないように、十分気をつけてほしいと思います。

なかには、「生きた酵素をまるごととれる」「生きた酵素が腸に届く」などと宣伝している商品もあるため、酵素は生きものだと思っている人や、酵素と酵母、酵素食品（と呼ばれるもの）と発酵食品を混同している人も少なくないようです。

ちなみに「発酵食品」とは、カビや酵母などの微生物の働きを利用して発酵させた食品のことをいいます。発酵によって、うま味がアップしたり、栄養価が高まったりといった、さまざまなよいことが起こります。また、発酵食品に含まれる乳酸菌、納豆菌などの善玉菌により、腸内環境のバランスが整うというメリットも。その結果、便秘の改善につながったりもします。腸のためにぜひとってほしい食品です。

ポイント

酵素とは、たんぱく質の一種。酵素と酵母は別のもの、発酵食品と酵素食品はイコールではない。

ルール6

「糖質」を敵視しない

世の中には、いろいろなダイエットが存在します。なかには、大ブームとなり、あっという間に消えていったものも……。

腸によいかどうかで判断すると、「○○だけをひたすら食べるダイエット」や「欠食（食べない）ダイエット」は問題だと考えています。排便リズムを整えるには、食事は1日3回が基本。それにミネラルや食物繊維もたっぷりとってほしいですし、食事全体の栄養バランスも重要です。スムーズな排便に必要な腸のぜん動運動は、朝に朝食をとることで起こります。朝食抜きは、便秘を自ら引き起こしているようなもの。また、食べる量が減ると、便の量や回数も減ってしまいます。水分量も減るため、カチカチのコロコロ便しか出ない……といった状態になりやすくなります。

では、近年話題の「糖質オフダイエット（炭水化物抜きダイエット）」はどうでしょうか。これは、ごはんやそば、うどん、パスタなどの主食やお菓子や清涼飲料水などの糖質をカットし、その代わりに肉、魚、葉野菜、きのこ類などはとってOKという食事法です。厳密にいうと、芋類やにんじん、ごぼうなどの根菜類も、糖質を含むため食べてはいけない食材になります。

便秘外来の医師としては、**「糖質オフダイエット」はおすすめできないダイエットの1つ。なぜなら、食物繊維が不足しがちになり、便秘になりやすくなるから**です。

日本人は、古くから根菜類や穀類を好んで食べてきました。食物繊維がたっぷりと含まれる食材です。しかも、玄米や根菜類などは、しっかり咀嚼する必要があることから、食べ応えがあって満足感が得られ、食べ過ぎを防ぐことができます。

ごはん食のよい点は、ほかにもあります。主食を削ると、代わりにおかずを食べる量が多くなり、塩分の摂取が過剰になりがちです。高血圧の方は、特に気をつけたいですね。ごはんもおかずもバランスよく食べたほうが、塩分のとり過ぎを防ぐことができます。

昔ながらの和食は、ごはんに汁物、主菜1品、副菜2品の一汁三菜が基本です。汁物は、水分と野菜、味噌などの発酵食品で作られます。1つの食材に偏って食べ過ぎることなく、腸にうれしい食物繊維や発酵食品もとれる和食は、結局は腸にも、体の健康にもうれしい食事法といえるでしょう。

そしてもう1つ、近年〝ダイエット菌〟と呼ばれる腸内細菌が注目されていることをご存知でしょうか。**米などの穀類に含まれる難消化性でんぷん（レジスタントスターチ）や**

オリゴ糖を主な栄養源としている腸内細菌があり、この〝ダイエット菌〟は、細胞への過度な栄養の取り込みを抑制してくれるといわれているのです。

問題の根っこは、炭水化物ばかり食べ過ぎてしまう、現代人の偏った食生活にあるのであって、糖質を含む食材を敵視し過ぎないでほしいと思います。

ただし、糖尿病などで糖質制限が必要な方は別です。かかりつけ医の指示に従って、食事療法を実践していただきたいと思います。

ダイエットを始めたら、自分の腸や便の状態をよく観察してください。**便秘や下痢がたびたび起こるようなら、そのダイエットは間違いです**。腸の状態から判断すればいいのですから、簡単です。

ポイント

行き過ぎた糖質オフダイエットでは、食物繊維が不足しがち。穀物も発酵食品もバランスよくとれる「和食」がおすすめ。

ルール7

下剤依存から脱出する

「下剤依存」とは、市販の下剤を規定の量を超えて常用している状態のことをいいます。そもそも下剤は、バリウムの検査後や旅行で便秘になったときなど緊急時に使うものです。にもかかわらず、「下剤がないと不安で仕方がない」「どんどん下剤の量が増えている」といった自覚がある人は、病院を受診することをおすすめします。本来なら即刻、下剤を断ってほしいのですが、毎日のように使っていた人がいきなりやめることは難しいでしょう。1日でも2日でもいいですから、飲まない日を作り、徐々に慣らしていくことが重要です。

市販されている下剤で一般的なのは、腸を刺激して排便を促す「刺激性下剤（便秘薬）」です。これを常用すると、腸が真っ黒になっていきます。

しくみはこうです。力ずくで腸を刺激して便を排出するという行為をくり返していると、腸の粘膜に炎症細胞が現れ、腸の炎症が慢性化します。すると、体の防御反応により、メラニンが炎症部分に集まってきて、腸の粘膜は真っ黒になるというわけです（大腸メラノーシス）。紫外線を浴びた肌の日焼けと同じようなメカニズムですね。

また、強制的に腸を動かしていると、腸は自力で動くことができなくなってしまいます。その結果、悪玉菌が増えて便が溜まり……となり、腸内環境は悪化の一途をたどります。

下剤依存が怖いのは、この負のサイクルに陥ること。便秘をかえって悪化させ規定量では便が出なくなっていくため、1回に数十錠、数百錠と、どんどん下剤の量が増えていくケースが少なくありません。

そこで私の便秘外来では、自然な便意を呼び起こし、腸内環境を改善するために、**乳酸菌のサプリメントや食物繊維の粉末サプリメントを処方します**。また、**便をやわらかくする「マグネシウム製剤」も、便秘の改善・解消に効果があります**。徐々に腸内環境がよくなってきたところで、下剤の量を段階的に減らしていきます。週1日飲まない日を作り、次は週2日、週3日と飲まない日を増やしていきます。

そして最終目標は、「下剤の力を借りなくても動く腸」にすること。モデルを職業として、下剤を1日200錠飲んでいた女性の患者さんは、下剤を完全に断つまでに2年かかりました。頑張ったかいあって、肌が驚くほどキレイになり体調も良好。冷え、むくみなども解消されました。

栄養吸収＋有害物質のデトックスという本来の腸の機能を正常にすると、いいことがたくさんある。そう実感すると、患者さん側に意欲が出てきて、食事の内容もどんどんよくなります。

長年下剤や便秘薬のお世話になってきた人も、このように少しずつ服用する間隔を空けていけば、やがてやめられる日がやってきますよ。

ポイント

刺激性下剤の使用は逆効果。健美腸を取り戻したかったら、便秘薬や下剤で強制的に腸を働かせるのをやめましょう。

ルール8

「便秘解消」をうたう健康茶に注意

「飲むだけで痩せる、キレイになる!」「宿便をどっさり出します!」などと言われたら、誰でも試してみたくなるもの。世の中には、そんな宣伝文句で注目を集める健康食品があります。「食品だから安全」と言われると、そんな気がしてしまいますよね。

しかし、なかには医薬品成分が検出され、健康被害が報告されている食品もあるので注意が必要です。

例えば、センナ茶。これには、刺激性便秘薬である生薬「センナ」と同じ成分(センノシド)が含まれています。日本の法律では、センナの果実・小葉・葉柄・葉軸は医薬品に相当し、茎の部分は非医薬品、つまり食品に利用することができます。しかし、茎部分にも薬効成分センノシドが含まれていることがわかっています。さらに、センナの擬似植物であるゴールデンキャンドル、キャンドルブッシュといった植物の小葉・葉軸・花などにもセンノシドが含有されていて、摂取量や頻度、摂取した人の体質によっては、ひどい腹痛や下痢を起こすことがあります。

あるエステサロンでは、便秘解消を目的とした腸マッサージコースを提供していますが、施術の前後に出されるお茶がじつはセンナ茶だったそうです。体験者はマッサージの効果だと思って、せっせとエステサロンに通いつめます。でも実際は、センナの下剤作用で便が出るようになっただけ。健康のため、腸のためにも、こうしたサービスに騙(だま)されるようなことはないようにしたいものです。

刺激性の下剤（便秘薬）を毎日服用すると、次第に薬の効果が少なくなり、薬が増えて便秘薬依存になっていくケースがあります。センナ茶を常用すると、それと同じことが起こるのです。腸壁は真っ黒になり、絨毛がなくなり、便秘や下痢どころかもっと深刻な状況に陥るケースもあるかもしれません。

センナについては、腸が悪化する恐れがあることが知られるようになり、敬遠する人も出てきました。商品名や原材料に「センナ」という言葉を表示すると商品が売れないからでしょうか？　最近では、材料名を英語表記に変えたり、擬似植物であるゴールデンキャンドル、キャンドルブッシュなどに変えて販売されている健康茶も見られます。

ダイエット茶や複数の成分がブレンドされたお茶を飲む場合は、成分や原材料をきちんとチェックしましょう。インターネット通販や個人輸入をする際には、特に注意が必要です。ダイエット食品や漢方薬といったものは、できれば薬局の対面販売で購入したいもの。用法・用量をきちんと守ることも大切です。

お茶だと、下剤よりも罪悪感が薄れるので、痩せたいからとか、便秘が治るならと、ついたくさん飲んでしまいがちです。また、漢方と聞くと安全で健康にいいと信じてしまう傾向があるようです。しかし、いくらお茶や漢方であっても、センナは要注意。**腸のために健康食品をとるなら、乳酸菌やミネラルのサプリメントをおすすめします**。

ポイント

健康茶の中には、下剤と同じ作用のある成分が含まれているものも。成分や原材料をきちんと見るクセをつけましょう。

ルール9

温水洗浄便座や腸内洗浄は要注意

近年、「デトックス」もブームになっています。老廃物や毒素を体外に排出する目的で行う一種の健康法ですが、なかには「ちょっと行き過ぎ?」と思うようなものがあります。

1つは、「腸内洗浄」です。本来、腸内洗浄は医療行為で、温水などを大腸内に注入して便を排出させる方法です。ところが最近は、自宅で腸内洗浄ができるキットなどが、ネット通販などで手軽に入手できてしまいます。便が溜まっていると毒素が溜まる、だから、溜まった便を排出すればデトックスになるという理論のようです。ダイエット効果もあるといわれていることもあって、根強い人気があるようです。

私たちが食べたものは、小腸で栄養吸収され、体に不要な毒素(有害ミネラルなど)は大腸で便として形成され、体外へ排出されます。毒素・有害物質の約75%が便として排泄され、約20%は尿、約3%は汗、約2%は髪の毛や爪として排泄されます。腸が「デトックス器官」であることは確かで、デトックスするには、お通じの状態をよくすることが、いちばん大切です。便秘になり腸内に便がとどまると、腸内に残った有害物質が再吸収されて、体内を回ることになります。

しかし、だからといって**腸内を洗ってしまうと、腸内の有益な菌も一緒に流してしまうことになります**。下剤のように、腸内洗浄が習慣化してしまう恐れもあります。洗浄を頻繁に行えば、腸管バリア機能が低下したり、炎症や感染症を起こしたりする危険性が高まります。

ですから、腸内洗浄は、便失禁などの病気の治療で医師が必要と診断した場合を除き、やらないでほしいというのが私の考えです。便をスムーズに出せるよう食事や運動などを見直すほうが、自然で体にやさしい方法です。

もう1つ、注意してほしいのが温水洗浄便座の使い過ぎです。トイレに行くたびに洗うのは、ちょっとやり過ぎですね。肛門周辺の皮膚にいる有用な常在菌まで流してしまうことになり、尿道や肛門周辺の皮膚や粘膜のバリア機能が弱まってしまいます。

便は最後に直腸に押し出され、肛門から排出されるわけですが、便に含まれている大腸菌やウェルシュ菌、乳酸菌などの菌が弱くなった肛門付近の皮膚の中に入り込み、肛門のかぶれや痔の悪化につながることもあるようです。女性の場合は、洗い過ぎに加えて拭き過ぎによる、肛門周囲皮膚炎も増加しているとか。

何事もやり過ぎは禁物です。体が本来持っている自浄作用やバリア機能をこわしてしまっては、本末転倒。体を清潔に保つ程度にとどめましょう。

ポイント

腸内洗浄は自己判断で行わない。
温水洗浄便座も使い過ぎるとデメリットのほうが多くなる。

ルール10

副交感神経を利用する
～腸機能をアップする生活習慣

本書では、腸を整える大切さとともに、自神神経のバランスを整える重要性についてもお話ししてきました。

おさらいすると、自律神経とは、生命活動を支える大変重要なシステムのことです。心臓が動くのも、体温が保たれるのも、血液が全身を巡り続けているのも、眠っている間に呼吸ができるのも、自律神経が休みなく働いているからなのです。**体の免疫システムや内臓の働きにも、自律神経が大きく関与しています**。

この自律神経は、交感神経と副交感神経という2つの神経に分けられ、交感神経が高まると体はアクティブモードになり、心拍数が上がって血管が収縮します。交感神経は、昼間に活性化する神経です。

一方、副交感神経は、休息する夜に活性化する神経です。副交感神経が高まると、心拍がゆっくりになって血圧も下がります。

いつも忙しくて緊張し、イライラしている人では、交感神経が過剰になり、寝つきが悪くなって不眠を招きます。血管が収縮して血流が悪くなり、高血圧や肩こり、頭痛などを起こしやすくなります。免疫力も低下して、いろいろな病気にかかりやすくなってしまいます。

逆に、副交感神経が優位な状態ばかりが続くと、血管は弛緩（しかん）し代謝が悪くなるほか、集中力がなくなり、やる気が起こらずうつ状態を招きます。

そうならないように両者が同じレベルで働き、かつ時間帯によってどちらかが少し高い状態（優位）をとりながらバランスよく働いている状態が、最も望ましいのです。

腸と自律神経の関係も見ていきましょう。交感神経が優位であるとき、臓器は活発に働き、体も活動的になります。しかし、1ヵ所だけ活動が低下する臓器があります。それが「胃腸」なのです。

つまり、**胃腸が活発に動くのは副交感神経が優位にあるときです**。ただし、副交感神経が優位になり過ぎても腸はリズミカルに動くことができません。腸内環境を整えるには、副交感神経をバランスよく高めて腸のぜん動運動を正常にすることが大切です。

自律神経は、生活習慣や精神面の影響を大きく受けます。ストレス社会に生きる現代人は、どちらかというと交感神経が過剰になり、副交感神経は下がりがち。こうしたことから も、副交感神経を上げていくことが、いつまでも若々しく健康である秘訣であり、健美腸の秘訣でもあるといえるでしょう。

自分でできる自律神経メンテナンスはいくつかあります。コツは、早寝早起きを習慣づけ、朝型の体内リズムを安定させるよう心がけること。**起床時は、睡眠中に優位だった副交感神経が交感神経優位の状態へと変わる時間帯です。この切り替えがスムーズにいくと、1日の自律神経のバランスが整います。**これにより朝の排便も促されますから、朝型生活は便秘解消にもとてもいいのです。

ただし、朝、余裕がなくてパニックになると、交感神経が上がり過ぎてしまいます。ゆっくりお茶を飲んだり、深い呼吸をしたりして、心を落ち着かせましょう。乱れたままの自律神経で出かけないことも大切です。

また、「笑顔」は一瞬にして自律神経を整える秘策。イライラしているときは、口角を上げてにっこりとしてみましょう。表情筋の変化が脳の視床下部に影響し、副交感神経の数値が上がることが実験で証明されています。

腸にもうれしい！　朝の自律神経メンテナンス

- □朝起きたら、コップ1杯の水を飲む
- □朝日を浴びる
- □朝食をとる
- □ゆっくりできる時間を持つ
- □深い呼吸を意識する
- □口角を上げて「笑顔」を意識する

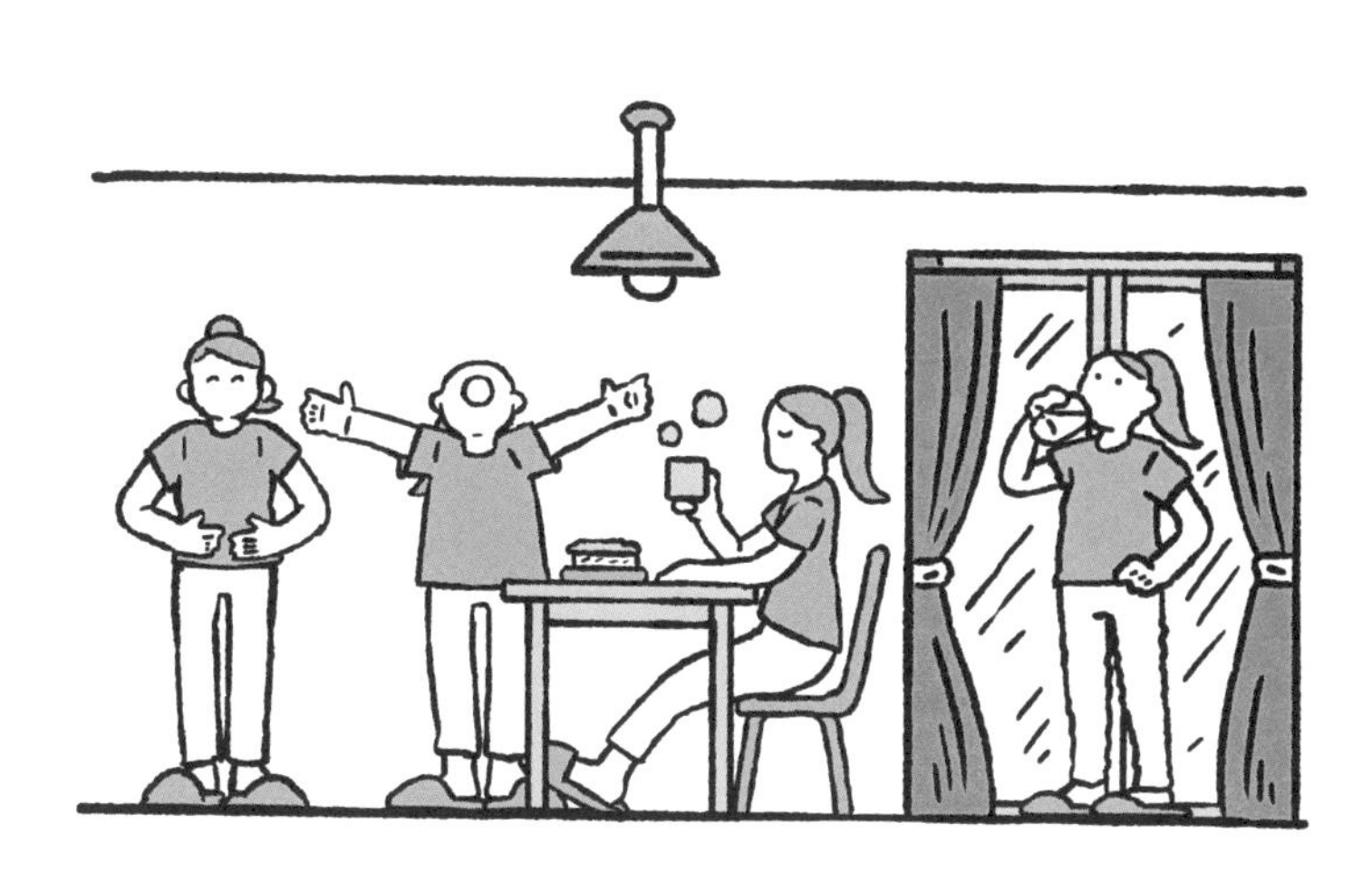

自律神経バランスを整えるには、夜の過ごし方も大切です。**副交感神経を上げておけば、スムーズに睡眠に入ることができ、血流や胃腸の働きもよくなって、翌日の目覚めはスッキリ**。元気に1日のスタートを切ることができるでしょう。

食事中は交感神経が優位な状態ですから、夜遅い食事は逆効果。就寝3時間前ぐらいまでには食事を済ませましょう。また、リラックスできる環境に身を置きましょう。軽いストレッチや散歩程度の運動をしたり、ぬるめのお湯でゆっくりと入浴を楽しんだり、好きな音楽を聴くのもいいでしょう。

腸も喜ぶ！　夜の自律神経メンテナンス

- □夕食は寝る3時間前までには済ませる
- □寝る前のパソコン、スマートフォン、アルコールは避ける
- □夜は激しい運動は避け、ストレッチやウォーキングで軽く血流をよくする程度に
- □入浴は熱過ぎない、ぬるめのお湯につかる
- □心が落ち着く好きな音楽を聴く

ポイント

自律神経のバランスを整えると、腸の動きもよくなる。忙しくストレスの多い人は交感神経が優位になりがち。副交感神経を優位にするよう心がけて。

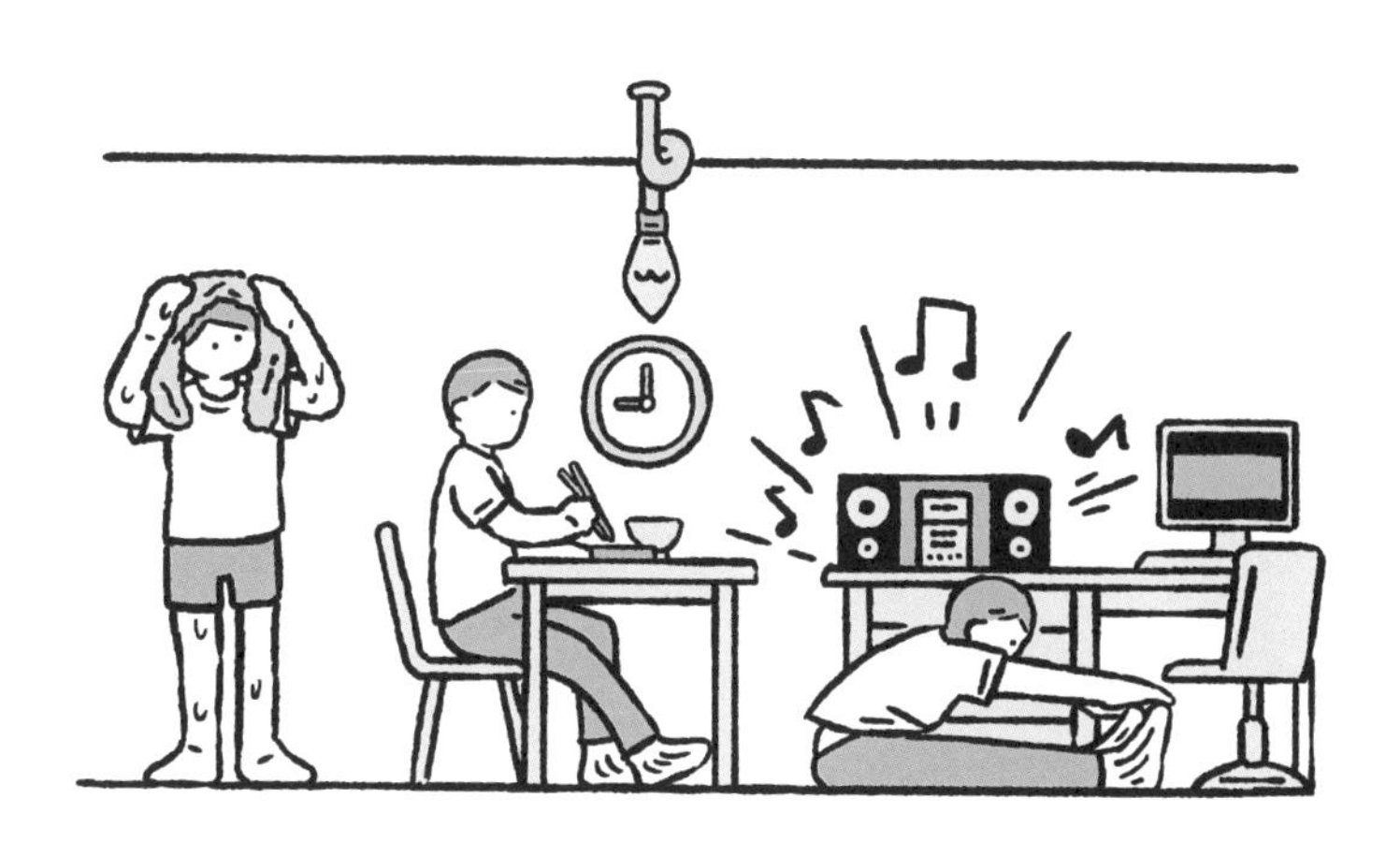

ルール11

「腸の掃除時間」を作る

腸内環境のために大切でありながら、私たちがなかなかできないでいること。それは、**1日のなかで、消化管を休ませる時間をつくることです**。

現代を生きる私たちの生活は、常に食品に囲まれています。どこにでもあるコンビニではいつでも食べ物が手に入り、特に空腹というわけでもないのに、朝昼晩の三食以外にも、無意識に何かを口にしてしまいがちです。昨今はリモートワークも増え、家にずっといるとついつい仕事中もおやつに手を伸ばしてしまう、という方もいらっしゃるでしょう。不規則な生活で、深夜の夜食が欠かせない、という方も多いのではないでしょうか。とめどなく何かを食べ、消化している現代人の食生活スタイル。これでは消化管が休まる時間がありません。

なぜ、消化管を休める時間が必要なのでしょうか。

食後3時間ほど経つと胃は空っぽになり、腸からモチリンという物質が分泌されます。

すると、腸管全体が消化酵素や消化管ホルモンで満たされ、収縮活動を行います。これが、翌朝のお通じにつながるのです。

こうした**「腸の掃除時間」を作るためには、1日のなかで空腹の時間を作り、モチリンの分泌を促せるようにすることが重要です**。「お腹が空いた」というサインも出ないうちに、だらだらとムダに食べないこと。そのためには、間食はなるべくせず、食べるときと食べないときのメリハリをつけることが大事です。

どうしても食事の間隔が短くなるときは、できるだけ消化のいいものを選ぶようにしましょう。水分をとるのはＯＫですが、清涼飲料水やジュースなど糖分の多い飲み物ではなく、できれば水やお茶にします。

夜は特に睡眠時の腸の活動のためにも、寝る3時間前までに食べ終えるか、腹六分目にしておくのが理想です。

腸のぜん動運動を促すためにも、そして自律神経バランスを整えるためにも、朝食をとることが大事、と述べましたが、「朝はそんなに食べられない」という方もよくいらっしゃいます。ただそれは、夕食のとり過ぎ、あるいは食べる時間が遅くて消化できずに胃がもたれている可能性も。そうすると、朝ごはんが食べられないだけでなく、睡眠の質が下がり、自律神経のバランスも乱れる、という負のスパイラルに陥ってしまいます。

夕食は早めに終わらせて、夜ふかしはせず、消化管をしっかり休ませる時間を夜間5～6時間はとる。難しいかもしれませんが、この生活習慣を少しずつつけていければ、腸内環境は整っていきます。

ポイント

腸の掃除のため、消化管を休ませる時間を夜間5～6時間は作りたい。そのためには、1日三食の間に、空腹の時間を作ること。

ルール12

抗生物質に頼らない

「抗生物質を飲むと、風邪が治る」と信じ込んでいる方はいませんか。確かに、少し前まで風邪に抗生物質が処方されていたことは事実です。しかし、風邪の治療に抗生物質は効かないことが知られるようになり、今では安易に抗生物質を処方する医師は少なくなっていると思います。

抗生物質というのは、細菌類に効く薬です。風邪の原因の9割くらいはウイルスによるものなので、飲んでも効果はほとんどなし。もちろん、新型コロナのようなウイルスにも効果はありません。

しかも、腸内細菌にとってみれば大敵で、抗生物質が腸の中に入ると、悪い菌だけでなく善玉菌もまとめて殺してしまいます。第1章で、腸は体内で最大の免疫器官であり、病原体の侵入をくい止めるのも腸の大切な役目であると説明しました。それなのに、**抗生物質を飲んで、わざわざお腹の腸内細菌をひとまとめに殺してしまったら、本来体が持っている免疫力を発揮できなくなってしまいます。**

ちなみに、風邪薬は、咳、鼻水、のどの痛みなどを抑えるためのもので、対症療法でしかありません。**風邪を早く治すには、ウイルスと闘ってくれる免疫細胞を活性化してあげることがいちばん**。栄養や睡眠をしっかりとって、腸内環境を良好にしておくほうが得策です。

抗生物質については今、「耐性菌」の増加も問題になっています。抗生物質を多用されてきた方の体内では、悪さをする細菌が防御能力を高めた「耐性菌」になってしまい、抗生物質が効かなくなってしまうということが起きています。ですから、**本当に抗生物質が必要なときのために、抗生物質は、できる限り投与回数を減らすというのが、現在の医療の常識です**。

抗生物質が必要になるのは、細菌性髄膜炎、細菌性肺炎、溶連菌感染症、大腸菌などによる膀胱炎といった病気にかかったとき。歯を抜いたときに処方されることもあります。

体に入り込んでくる細菌を殺すには、抗生物質は非常に有効で治療の役に立っています。菌に感染しているのに放置してしまうと、感染症や敗血症により死に至る場合もあります。医師が必要と判断したときには、指示に従ってきちんと飲むようにしてくださいね。

医療の常識は、時代によって変わることもあります。風邪で抗生物質を飲むのは、もうやめたいものです。

ポイント

抗生物質は、腸内細菌を殺し、免疫力を下げてしまう。
風邪を早く治したいなら、むしろ飲まないほうが得策。

第4章

実例・腸診療の最前線

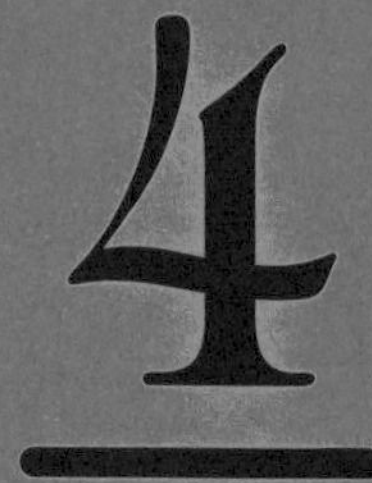

あなたの腸タイプをチェック

現代人の腸内環境は、悪化しているといわれる一方、その腸内環境を整えることで、多くの不調や病気が予防でき、若々しさも維持できることがわかってきました。

当院の便秘外来には、病気ではないけれど「腸を診てもらいたい」「便秘を治したい」「正しい腸ケアの方法を学んで痩せたい、美しくなりたい」という患者さんが、毎日数多くいらっしゃいます。

腸の長さや形は1人ひとり違います。便秘の原因もさまざまです。腸にいいことをしているつもりなのに、便秘がなかなか改善しない、コロコロの硬い便ばかり出る、下剤を飲んでいたら便通が起きなくなった……という人は、自分に合った腸ケアをできていない可能性があります。

そこで、まず腸タイプ診断とタイプに合った対処法をご紹介します。便秘などの不調を起こしがちな腸は、次の6タイプに分類されます。なかには、複数のタイプを持つ混合型の人もいます。さあ、セルフチェックをしてみましょう。

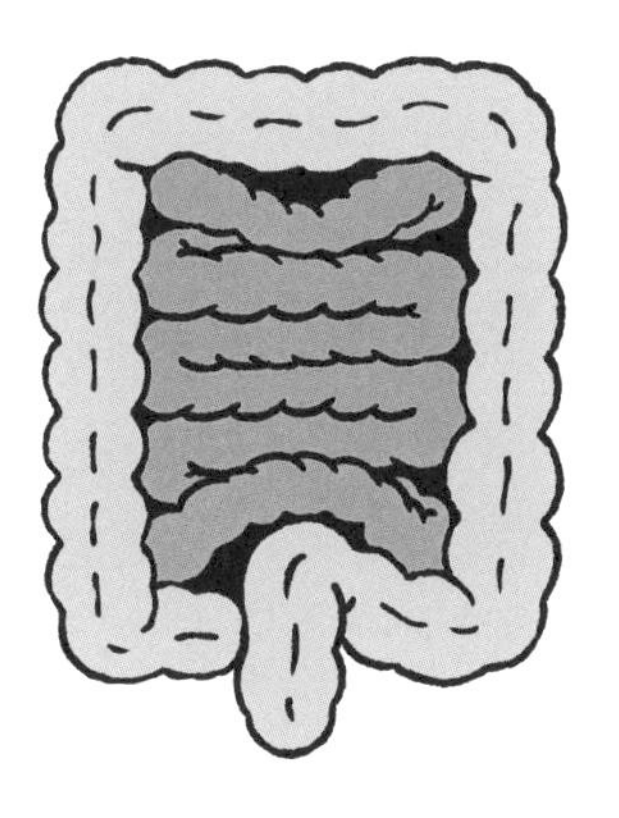

あなたの腸タイプをセルフチェック

それぞれの設問に3つ以上該当する項目があるタイプが、あなたの腸タイプです。
複数ある場合は、混合型の可能性があります。

◎ねじれ腸タイプ

- □お腹が張って苦しいときがある
- □お菓子が好き
- □外食が多い
- □常に口に何か入っていないと寂しいと感じる
- □食べるときと食べないときの差が激しい
- □お肉が好き

◎落下腸タイプ

- □おへその下が出ている
- □寝ても脚のむくみが取れない
- □上半身より下半身のむくみが気になる
- □運動するのは週に1回以下である
- □生理不順や生理痛がある
- □姿勢が悪い

◎直腸性タイプ

□トイレを我慢することが多い
□毎食、食物繊維のある食事をとっていない
□水分をあまりとらない
□以前は運動をしていたけれど、最近はしていない
□食事が不規則である
□炭水化物をほとんどとらないようにしている

◎むくみ腸タイプ（全身がむくみやすい体質）

□水分は適度にとっているのに、むくみが気になる
□体のむくみが気になる
□代謝が悪いと感じる
□運動が苦手でほとんどしない
□デスクワークや座っている姿勢が多い
□血色が悪い

◎弛緩性腸タイプ（疲れやすい虚弱体質）

□おへそのあたりが冷えている
□腰やおしりの上が普段から冷たい
□下剤を飲んでいる
□冷たいものが好き
□薄着のことが多い
□お腹の筋肉が少ない

◎ストレス性腸タイプ

□下痢と便秘をくり返しやすい
□リラックス時間がなく、常に何かに追われている
□便の状態が日々、不安定
□ストレスを感じることが多い
□眠りが浅いと感じる
□人に気を遣い過ぎると感じている

⬇︎それぞれのタイプのための対処法は次ページ以降で説明します。

【 ねじれ腸タイプ 】

腸がねじれていることと、冷え症や善玉菌が
少ないことが影響し、
ガスが腸内に貯留している状態です。

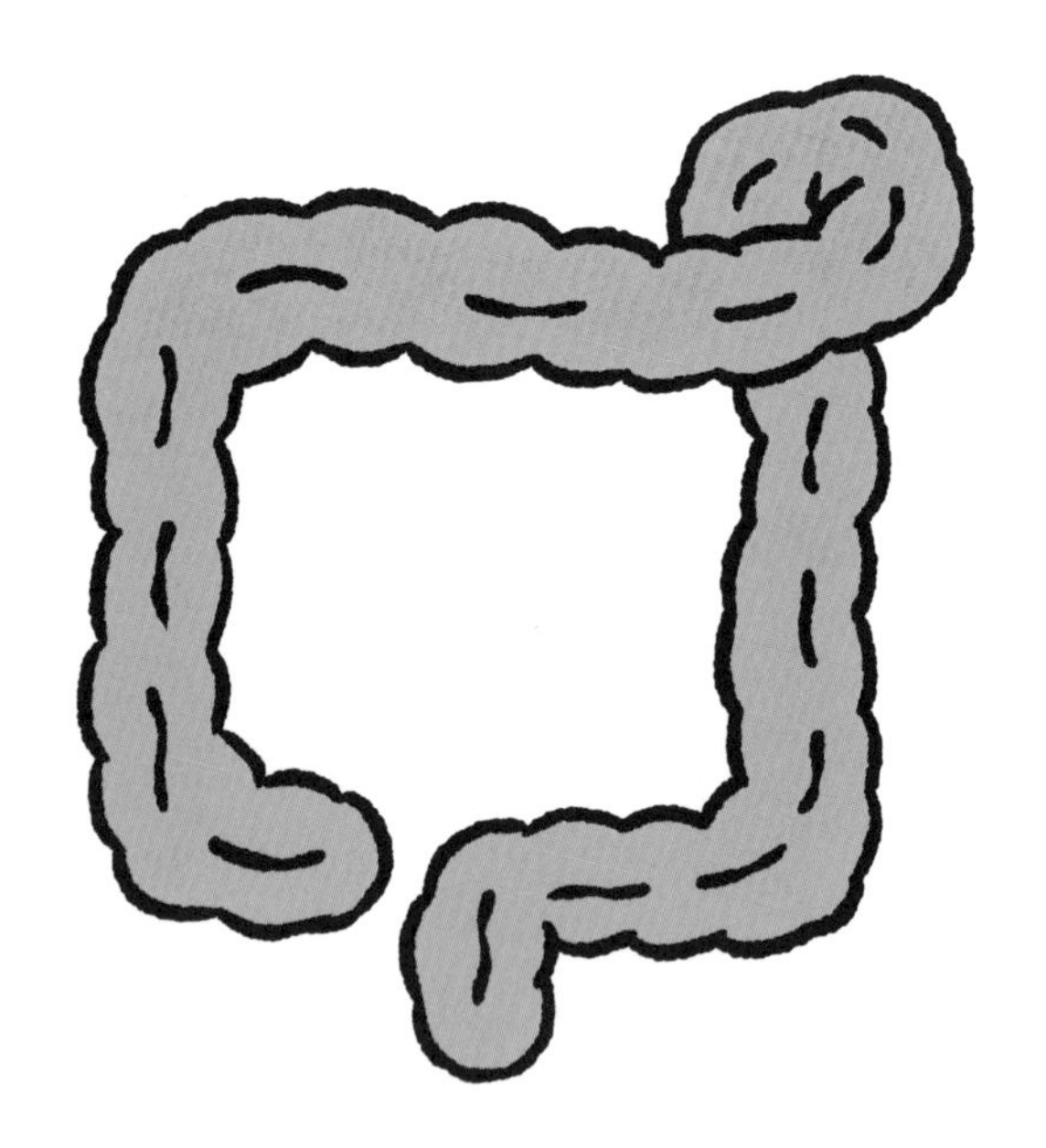

【 おすすめの対処法 】

・発酵食品をとる
・寝起きに白湯を飲む
・食物繊維をとる

【 落下腸タイプ 】

筋力低下や骨盤のゆがみ、姿勢の悪さ、猫背などによって
横行結腸の中央が下へ垂れ下がってしまった状態。
スムーズな排便ができなくなります。
落下腸は、生まれつきの場合もあります。

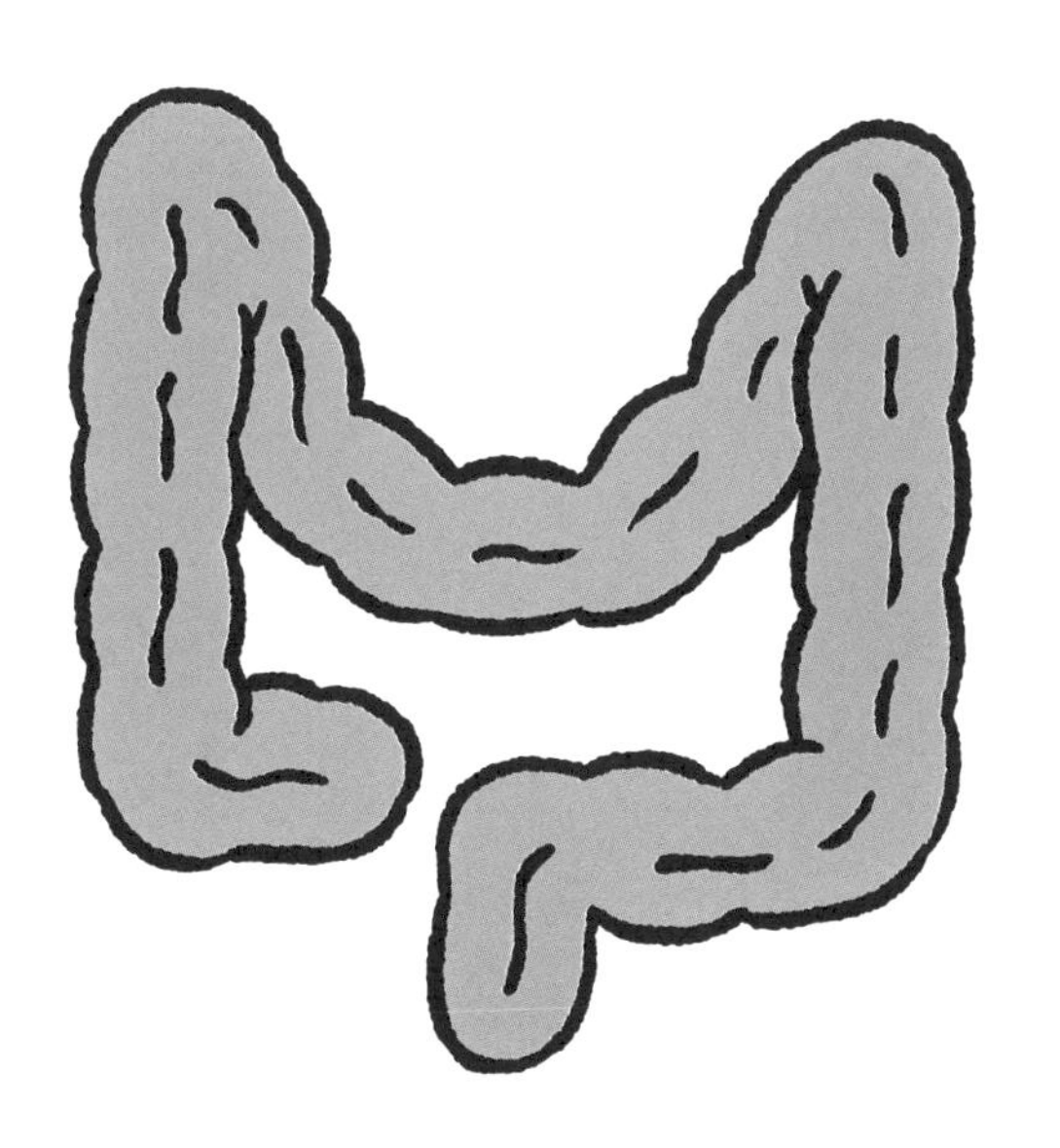

【 おすすめの対処法 】

・腹筋運動

・ストレッチ

【 弛緩性腸タイプ 】
（弛緩性便秘）

刺激性下剤の使い過ぎなどで腸の動きが悪く、
腸のぜん動運動が十分に機能していないタイプです。
刺激性下剤の使用を控え、腸を休ませる必要があります。

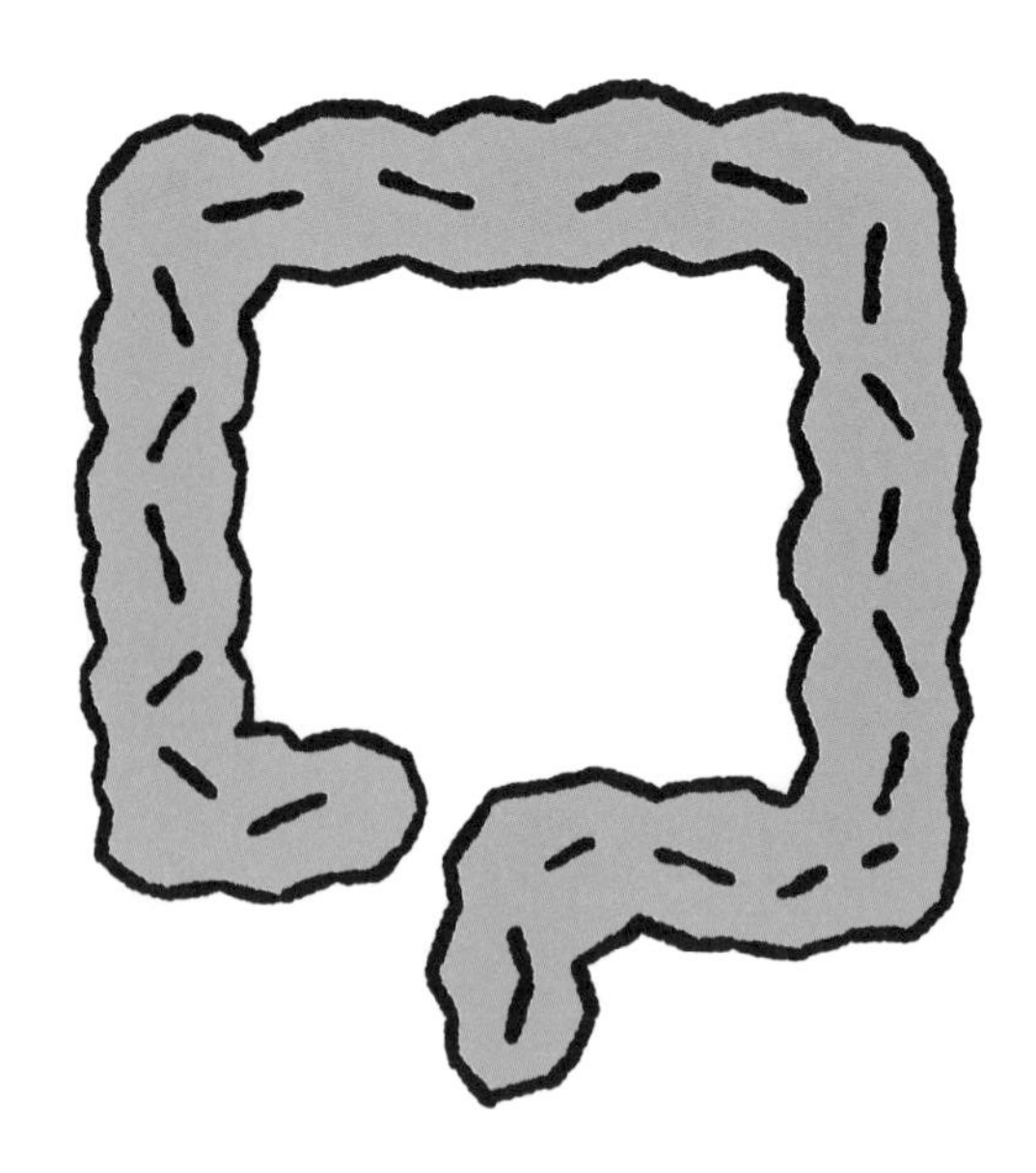

【 おすすめの対処法 】

・腸もみマッサージ
・ストレッチ

【 直腸性タイプ 】
(直腸性便秘)

肛門付近(直腸)まで便が運ばれてきているのに、
トイレを我慢したり、生活が不規則だったりすることで、
便意を感じなくなっている状態。便が非常に硬くなります。

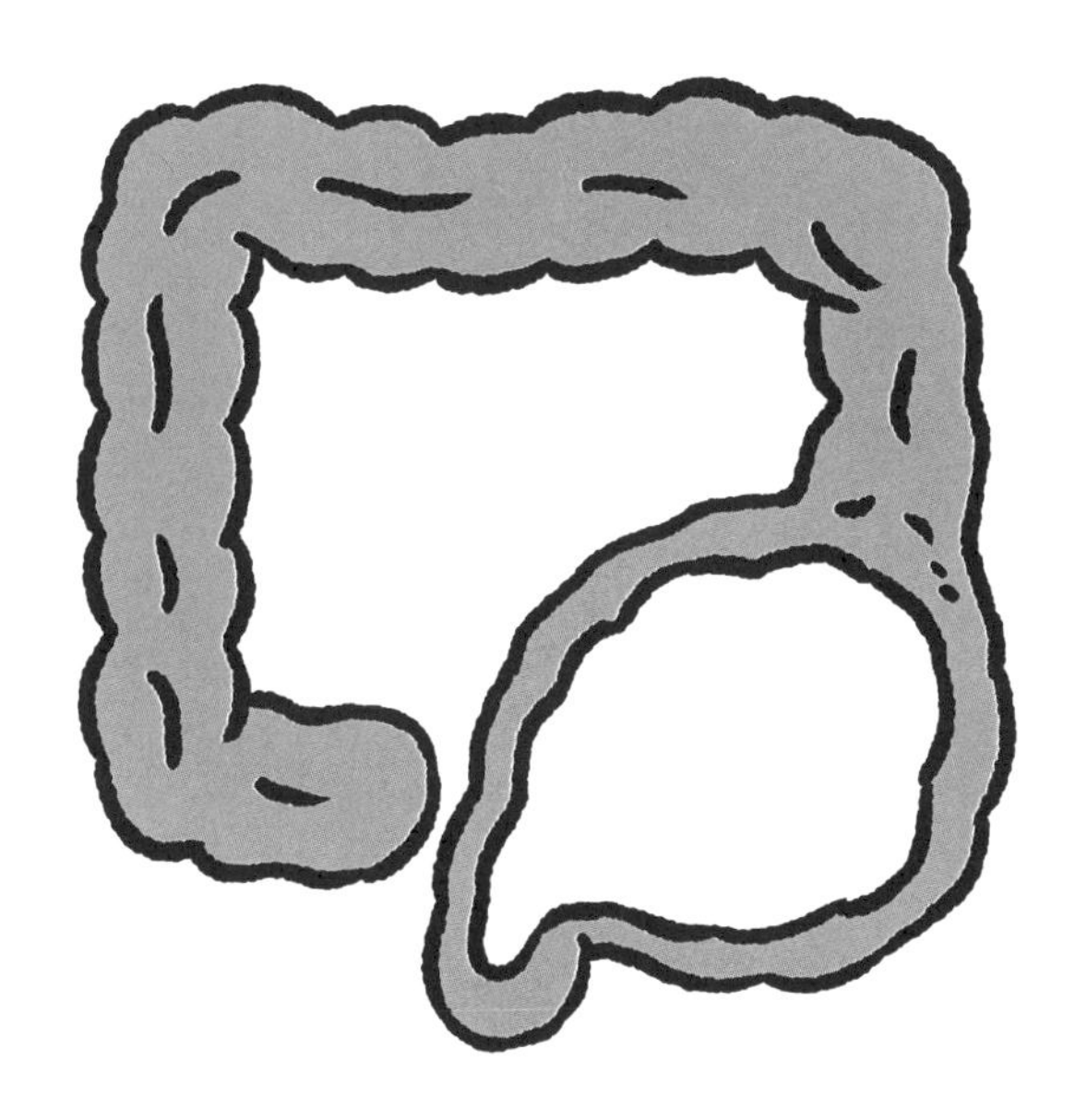

【 おすすめの対処法 】

・便意がなくても毎朝トイレに行く習慣をつける

【 むくみ腸タイプ 】

慢性的な腸内環境の悪化により、腸が炎症を起こしている状態で、
余分な水分を溜め込み腸がむくんでいます。
水分代謝が悪いので、全身がむくみやすくなります。
慢性便秘の人に多く見られます。

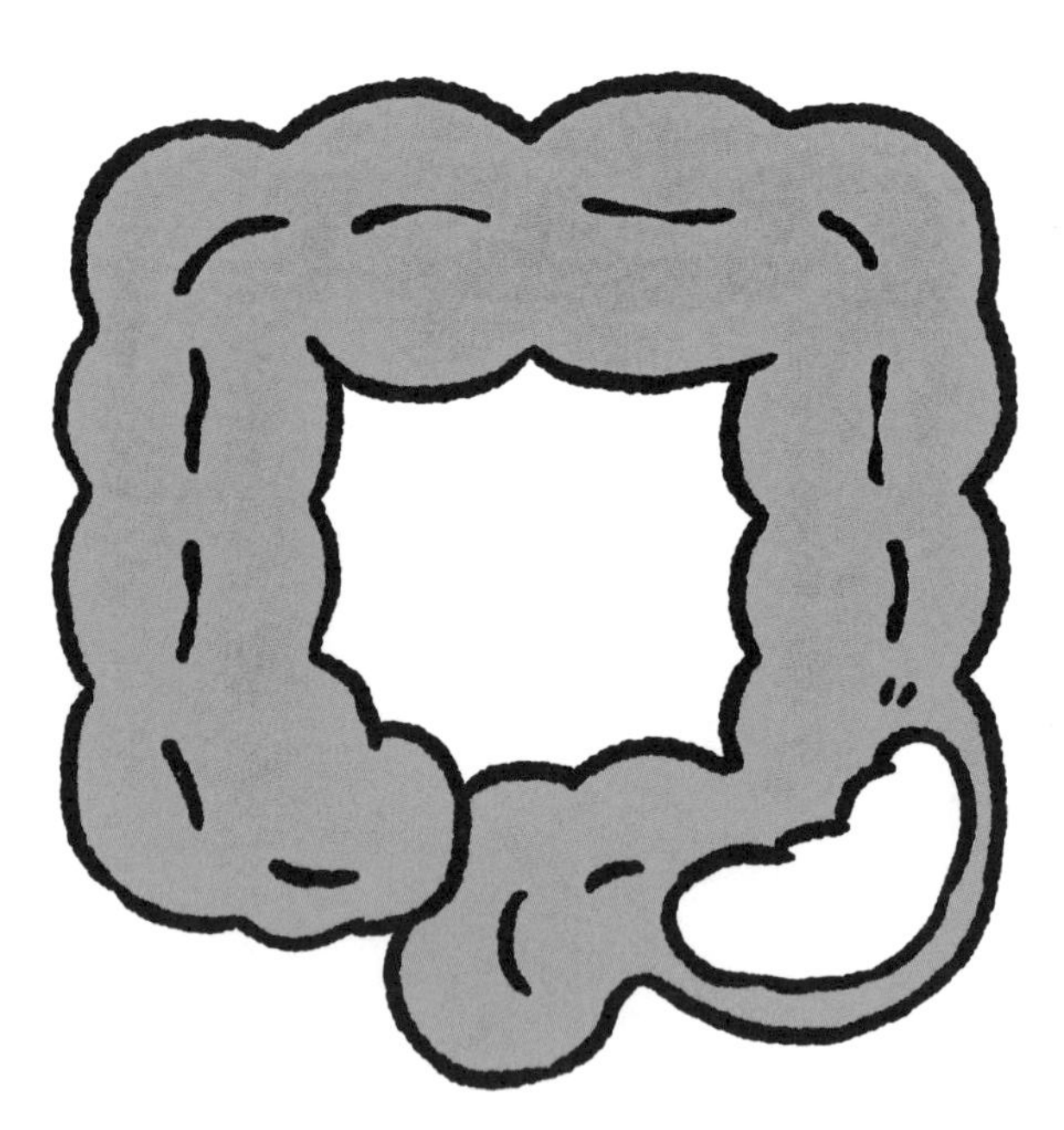

【 おすすめの対処法 】

・週３回のウォーキング

・ヨーグルト、オリゴ糖、水溶性食物繊維などをとる

【 ストレス性腸タイプ 】
(痙攣性便秘)

睡眠不足や過度の緊張など、
強いストレスによって自律神経が乱れ、
便秘と下痢を交互にくり返すタイプ。

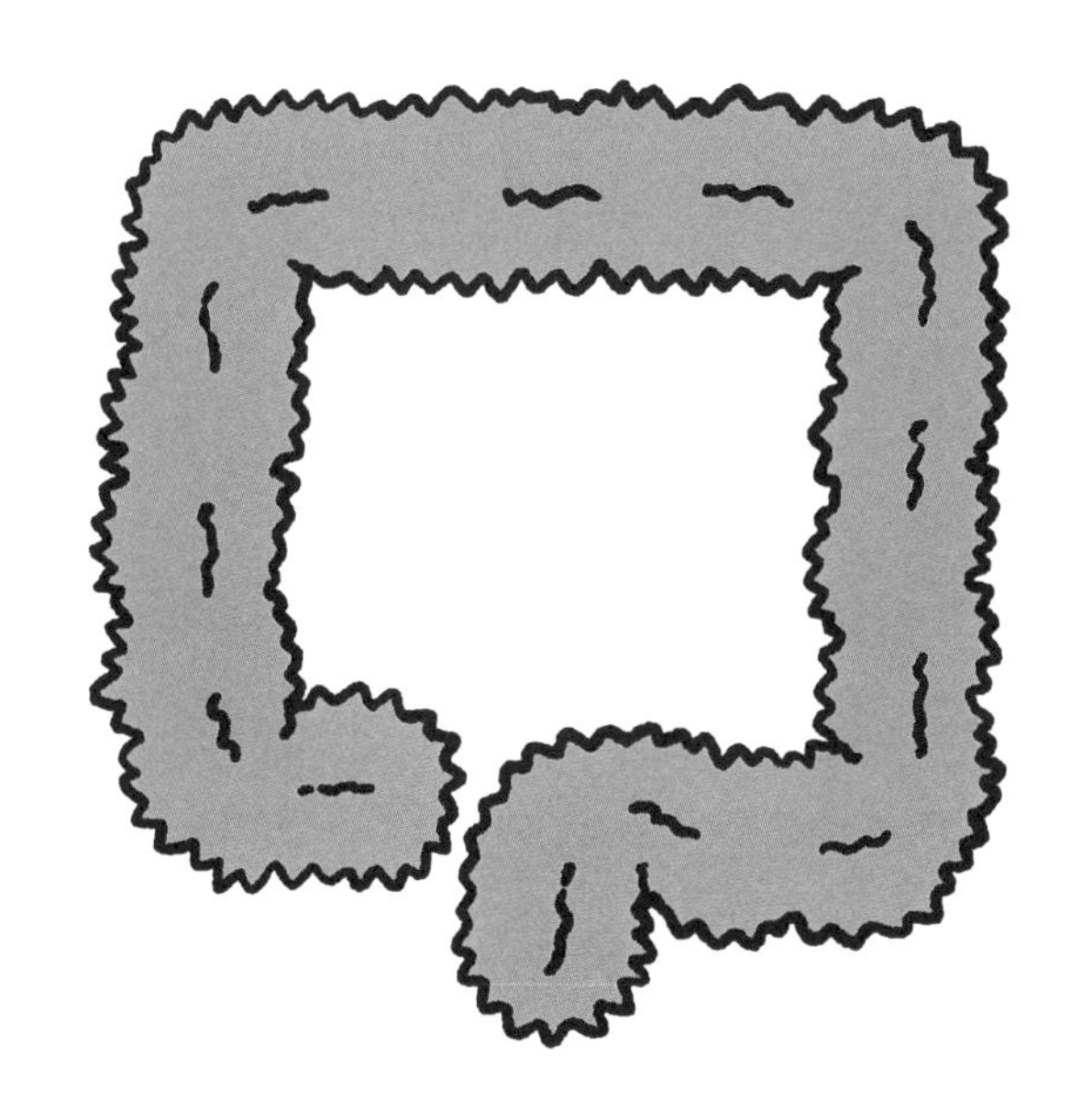

【 おすすめの対処法 】

・お風呂でぬるめのお湯につかる
・深呼吸をする　・プラス思考を心がける

いかがでしたか？

どのタイプであっても、食事・運動・睡眠などの生活習慣を見直し、腸内環境を整えることは〝基本のキ〟です。そのうえで、自分のタイプに合った対処法を試してみてください。お通じに問題のない人は、引き続き乳酸菌や発酵食品などを上手にとりながら、元気な腸を維持していきましょう。

腸の動きをよくするストレッチは、134ページから紹介します。弛緩性腸タイプさんや落下腸タイプさんにとくにおすすめですが、便秘が気になる方はぜひ試してみてください。

症状がつらい人、なかなか改善しない人は、無理をせず便秘外来を受診しましょう。

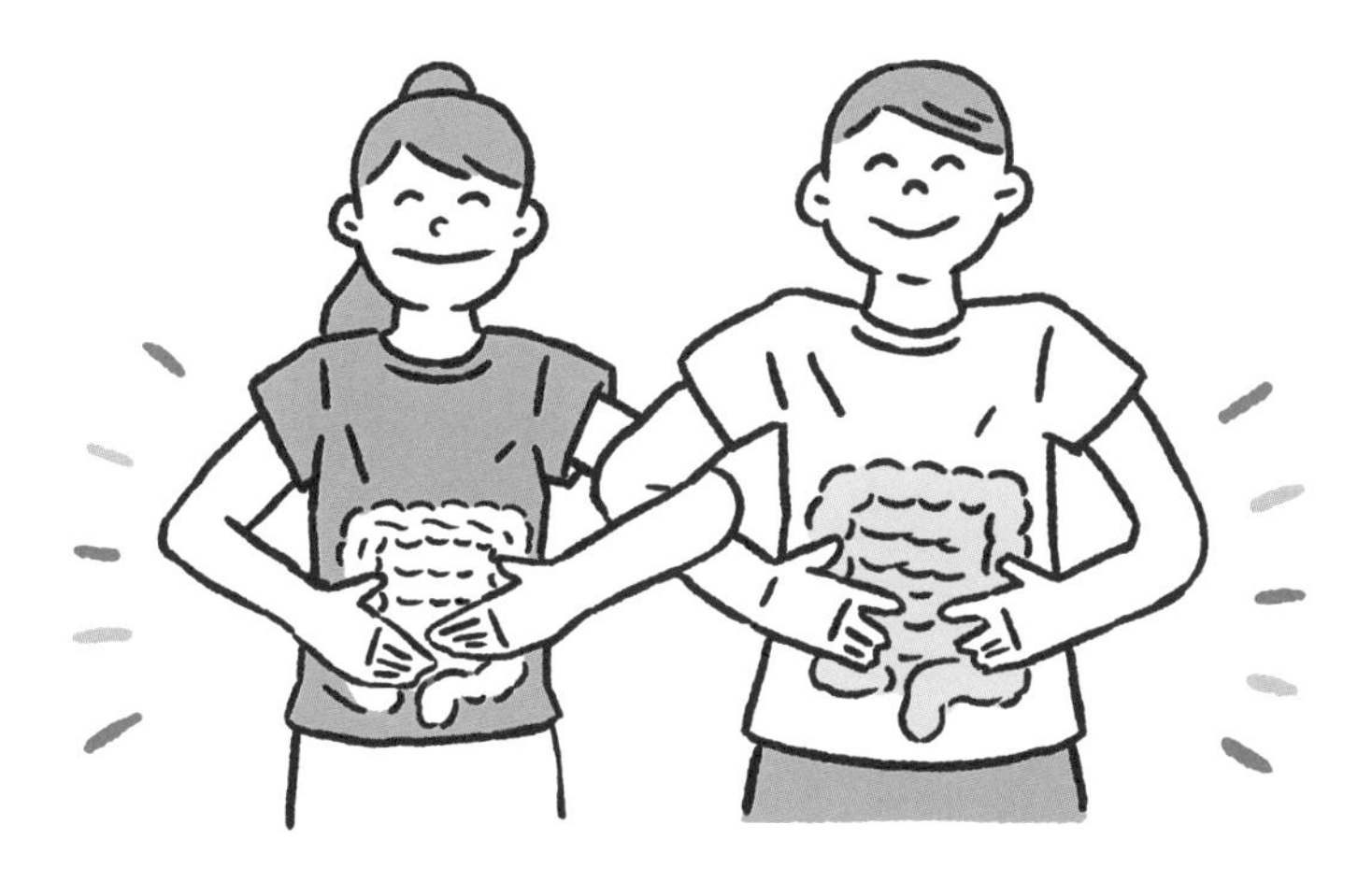

座ったままできる健美腸ストレッチ

いずれも椅子に深く腰掛けて行いましょう。
簡単ですが、腸を刺激して動かしてくれる
効果がありますので
毎日続けてみましょう。

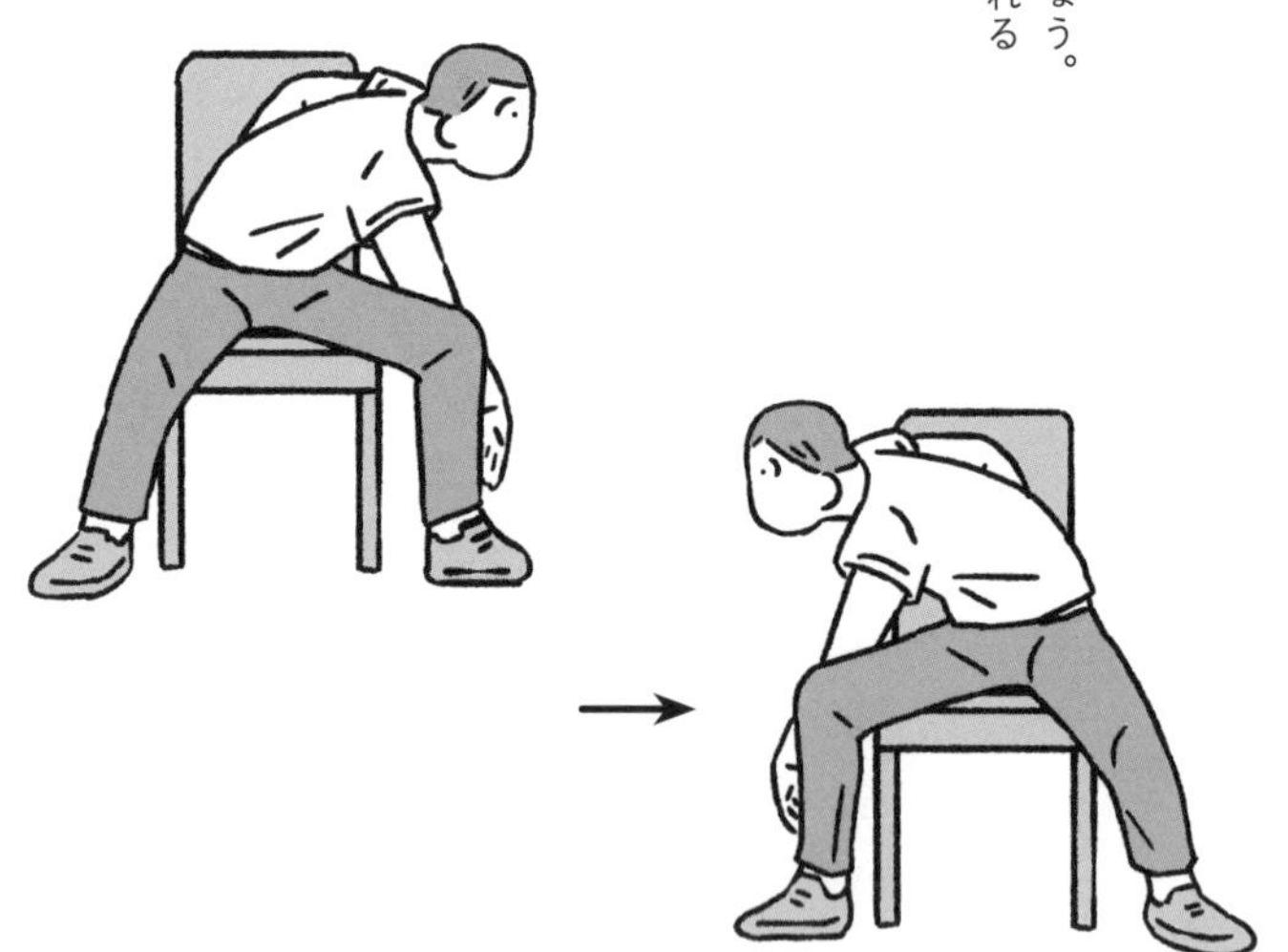

① 片手で反対の足首をつかむつもりでゆっくり前屈しましょう。
腹筋に力を入れて、４秒かけて鼻から吸い、
８秒かけて口から吐きながら行います。
左右交互にあわせて20回。

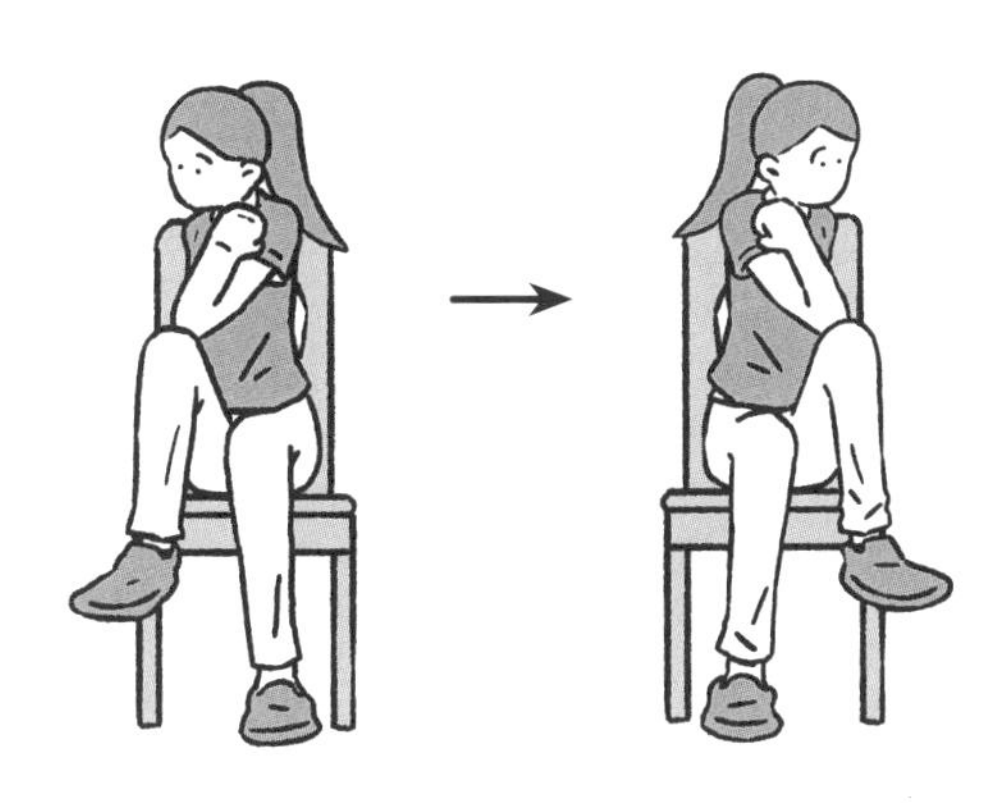

② 片ひじと反対の膝をリズミカルに近づけましょう。
息は止めないこと。左右交互にあわせて20 ～ 30回。

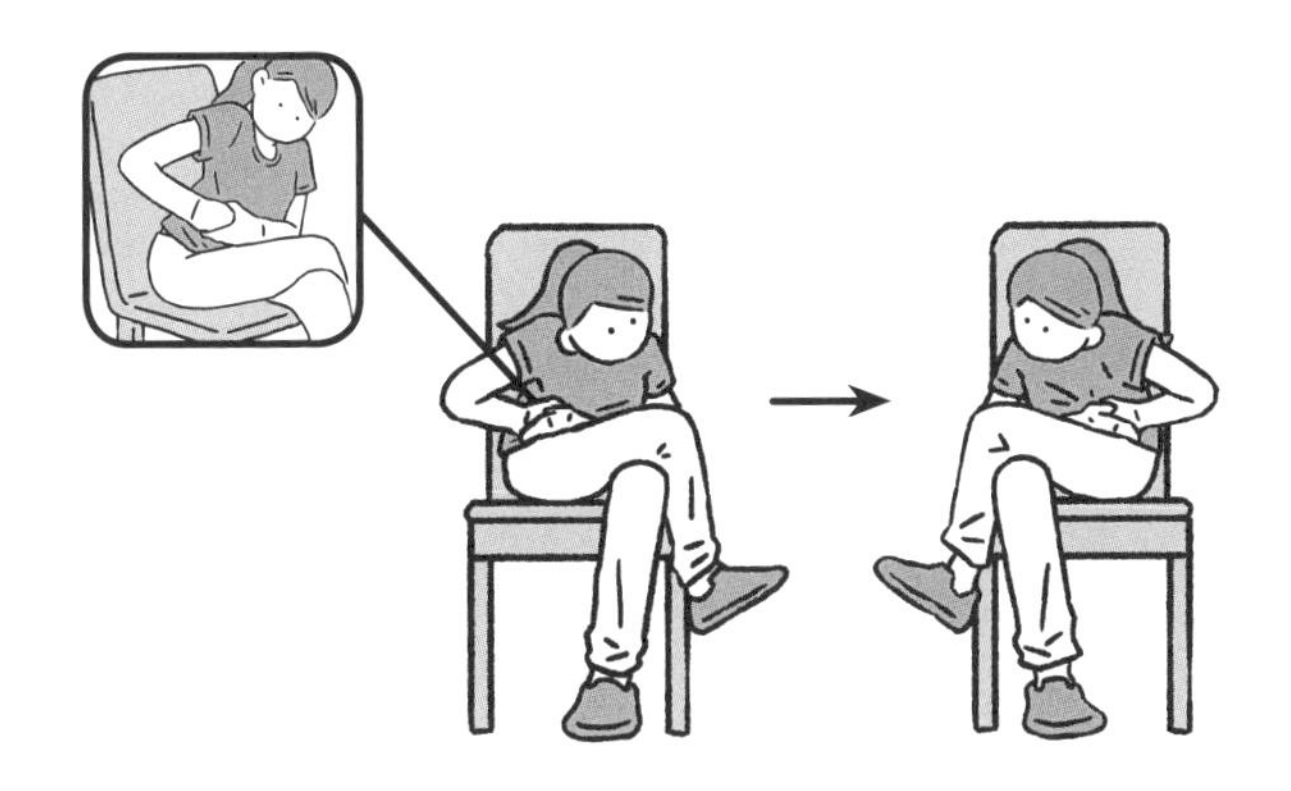

③ 脚を組んで、こぶしを脇腹とおへその間に当てて、
口から8～ 10秒かけて息を吐きながらゆっくり前屈しましょう。
脚を組み替えて左右10回ずつ。

便秘外来ってどんなことをするの？
～受診のタイミングと治療法

慢性的な便秘を抱えている人、便秘をきちんと治したい人は、便秘外来を受診するのが近道です。従来は、肛門科や胃腸内科、消化器内科を受診するのが一般的でしたが、最近は、便秘に特化したカウンセリングや治療を行う便秘外来が増えています。便秘外来では、便秘の専門家が診察して、いちばん合う方法を見つけて治療をします。便秘外来の受診のタイミングや当院で行っている便秘治療について、また、患者さんの実例も紹介しますので、参考にしてください。

◎こんなときは便秘外来へ～便秘外来の受診のタイミング

□長年の便秘で何をやっても改善しない
□便秘と下痢で悩んでいる
□排便をしてもスッキリ感がない
□下半身のむくみがあり、セルフケアでは改善しない

□血便や黒い便が見られる
□お腹が張って苦しい
□市販の便秘薬に頼っている
□肌荒れ、吹き出物が治らない

便秘だけでなく、腸内環境の悪化により、生理痛、肩こり、肌荒れ、太りやすいなどで悩んでいる方も診察しています。

◎便秘外来の診断・治療は？

当院の場合、まず問診を丁寧に行い、食生活や生活リズムのチェック、排便習慣などをチェックします。次に医師が腸の形やガスの溜まり具合などを診るために触診をします。さらに、血液検査で全身の状態をチェックしたり、腹部の超音波検査やレントゲン検査で、便やガスの溜まり状況を確認したりします。腸と自律神経とは深く関係し合っているので、必要に応じて自律神経のチェックも行います。大腸の検査など、より精密な検査の必要がある場合には、大きな病院をご紹介することもあります。

トラブルの原因がわかったら、その人に合う適切な治療を行います。食生活、生活リズム、排便時間など、生活習慣の改善に取り組んでいただき、やわらかい便をスムーズに出せるような腸に整えていきます。あわせて腸のマッサージを行ったり、整腸剤や乳酸菌のサプリメント、漢方薬などを処方したりすることもあります。筋力をつけるための運動療法や、自律神経を整えるためのストレスコントロールなどの指導も行います。当院では、健美腸指導士によるカウンセリングを取り入れて、治療方針や食事指導、患者さんからの疑問にもじっくりお答えする時間を設けています。

便秘外来の治療のゴールは、患者さん自身が、自分の腸を見つめ、腸にいい生活を自然にできるようになることです。薬に頼らずスムーズな便を出せるようになるまで、サポートしてくれる病院を選ぶことをおすすめします。

便秘外来受診者への具体的アドバイス

——症例❶ Aさん—— 弛緩性腸タイプがメインの混合型

ここからは、ケーススタディとして、実際の患者さんの治療例をご紹介しましょう。

1人目は、モデルのAさん（20代・女性）。便秘体質であるという自覚があり、中学生の頃から下剤をよく使うようになりました。18歳になると、さらにスタイルが気になり始め、下剤の量が増えていきました。そのうち、市販薬を適量飲むだけでは効かなくなり、20歳でモデルを始めると、市販の下剤を1日200錠も飲むようになってしまいました。

Aさんは当時を振り返り、「便を出さないとむくむのではないか、太るのではないかと思い下剤を手放せなかった。便秘のままでは、モデルの仕事に支障が出そうで怖かった」と言います。

Aさんの場合、子ども時代には「直腸性タイプ（直腸性便秘）」の特徴が見られます。トイレを我慢したり、生活が不規則だったりしたのではないでしょうか。その後、下剤の使い過ぎで「弛緩性腸タイプ（弛緩性便秘）」になっています。つまり、混合型です。

刺激性下剤を漫然と使っていると、腸が疲弊して、動きが悪くなり便秘が起こります。下剤の量を増やしても腸が動けない状態です。弱り切ったAさんの腸は、相当むくんでいたと考えられます。

Aさんのように、痩せたいという理由で下剤に頼ってしまう女性が、近年増え続けています。こういうケースでは、「刺激性の下剤の使用は、かえって美容に逆効果であること」を理解してもらうことが重要です。

第2章でも述べましたが、腸に本来備わっているデトックス機能を働かせたほうが、ダイエットはうまくいきます。逆に、腸が汚れて弱っていると代謝が悪くなり、むくみも出やすくなります。肌も荒れてニキビなども出やすくなります。

Aさんにはまず、**少しずつ下剤を減らすようアドバイスをし、代わりに整腸剤やマグネシウム製剤を処方して2ヵ月飲んでもらいました**。マグネシウムは、便をやわらかくする作用があるので便秘の改善・解消に役立ちます。ミネラルの一種ですから毒性はありません。

1日に数百錠もの下剤を飲んでいた患者さんが、下剤依存から脱却するには、相当時間がかかります。依存期間が長ければ長いほど、習慣になっていることをやめるのが難しくなるからです。Aさんの場合、週1日下剤を飲まないところから始めて、2日、3日と飲まない日を増やしていき、完全に下剤をやめるまで2年ほどかかりました。その間、毎日お通じがなくても、気にしないよう助言もしました。過度なストレスは、腸の機能を低下させてしまうからです。

徐々に腸内環境がよくなってきて、下剤なしでもお通じがあるようになると、患者さん本人が腸の大切さに気づいてくれます。やる気が出てくるのです。そうなってくれたら、医師としての私の役目は8割方果たせたといってもいいでしょう。便秘の治療では、患者さんご自身に体調がよくなる実感があることが大切なのです。

Aさんの場合は、冷えやむくみ、疲れなどの不調が解消されました。腸がよくなると、自然に食事の内容も変わっていきました。

Aさんには、食事抜きダイエットは、かえって便秘を招くことも学んでもらいました。今では、食事の栄養バランスをちゃんと考えて、避けていたたんぱく質もしっかりとるようになりました。肌もキレイになって、モデルの仕事も順調です。

刺激性の下剤を常飲していると、腸に常に刺激を与えているので、炎症を起こしやすくなり「むくみ腸」の状態になります。これを長年放置すれば、腎機能や肝機能にも影響してきます。若い女性には、食べないダイエットや下剤の乱用の怖さを知ってほしいと思います。早めに気づいて生活習慣を改めれば、むくみ腸やガンコな便秘も改善できるのですから。

症例❷ Bさん ― 直腸性タイプ

Bさん（30代・女性）は、典型的な直腸性タイプ（直腸性便秘）。

もともとは快便だったのに、結婚して夫と同居し始めてから、トイレに行きにくくなりました。朝、トイレを我慢してしまうと、会社に着いた頃には便意が止まっています。以前は、毎日お通じがあったのに、気づいたら便秘になっていたと話します。便を溜めていますから、常にお腹が張っている状態で不快です。仕方なく週末に下剤を飲み、強制的に便を出すようになってしまいました。

レントゲンでお腹を診てみると、案の定便が溜まっていました。しかし、Bさんは便意を感じないと言います。

直腸性タイプでは、肛門付近に便が溜まる状態が日常化してしまうため、そのうち脳が感じなくなり、便意をもよおさなくなります。便が滞留すると、水分が抜けてカチカチの便になります。その硬い便が、栓のように蓋をしてますます便が出にくくなるという、まさに悪循環です。重度の人では、1ヵ月分の便を溜めている人もいるほど。過去には、4kgもの便を溜めていた患者さんもいました。

さて、そんなBさんには刺激性の下剤をやめる代わりに、マグネシウム製剤をとってもらい、食生活では、食物繊維や発酵食品などもたくさんとるようにすすめました。適度にやわらかい便を出せるよう促すためです。

直腸性便秘の人は、朝ごはんを食べるとトイレに行きたくなるから、食べないという人が少なくありません。Bさんもその1人でした。しかし、それは腸本来の働きを弱めています。

私たちの体は、朝目覚めてごはんを食べると腸のぜん動運動が起こって、便意をもよおすようにできています。ですから、腸のためには必ず朝ごはんをとっていただきたいのです。Bさんには、恥ずかしがらないで、朝に必ずトイレに行くこともすすめました。

アドバイスにより、Bさんは夫より早く起きて朝ごはんを作って食べるようになり、トイレに行けるようにもなりました。腸にいい生活を続けると、腸内環境がよくなります。自然に便意が起こり、いきまなくても便がするりと出るようになります。イヤな臭いもしなくなり、トイレに行きやすくなります。毎日の生活の中で、そうした好循環を継続することが大切です。

Bさんは、腸について学ぶことで、夫と話す機会が増えたとか。じつは、ご主人は、腸が弱いことで悩んでいました。便秘外来の治療がきっかけで、夫婦で便についての会話も恥ずかしがらずにできるようになったそうです。

今は、年に一度、状態チェックのために来院されるほど。Bさん夫婦は、「お通じは体の声」と理解したのです。一緒に腸のケアに取り組んで、幸せな毎日を過ごされているようですよ。

―症例❸ Cさん― むくみ腸タイプ

3人目は、むくみ腸タイプのCさん（40代・女性）です。

Cさんは食生活に偏りがあり、パンやお菓子が大好きで、肉や魚などはあまり好きではありません。上半身はほっそりしているのに、下半身がむくみやすいのが悩み。運動があまり好きではなく、「食事抜きダイエット」をくり返してきました。こうした生活習慣の方には、むくみ腸タイプが多いのです。むくみ腸は全身のむくみを引き起こします。

これまでCさんは、むくみを取るようなマッサージをしたり、着圧ソックスをはいたり、サプリを飲んだりと自分なりに努力はしてきたようですが、下半身のむくみが改善されることはありませんでした。

むくみ腸の人は、やわらかい便が出るのかと思いきや、じつは、硬めのコロコロとした便が特徴です。また、腸の機能が低下しているために、しっかりとした栄養吸収ができずに、ダイエットをしてもなかなか痩せにくくなります。

Cさんのようなむくみ腸タイプの方には、運動が効果的です。ハードな運動は必要ありません。**日頃から運動習慣がない方は、まずはウォーキングを1日15分×週3回行うことから始めるとよいでしょう。体を適度に動かすと腸が動きます。**Cさんも効果を実感。ウォーキングから帰ると、すぐお通じがあったと話していました。

また、糖質をとり過ぎると、悪玉菌が増える原因になり、臭い便やガスが出やすくなります。Cさんには、甘いお菓子や加工食品をできるだけ減らすようにアドバイスしました。

スムーズなお通じのためには、食物繊維の摂取もポイントになります。特に水溶性食物繊維は、便の水分を増やしてやわらかくしてくれるので、コロコロ便の改善に最適です。

Cさんには、水溶性食物繊維の粉末のサプリメントを処方しました。こうしたもので補うのも1つの方法で、1ヵ月継続したところ、自然に便意をもよおすようになり、2日に1回は理想的な便が出るようになりました。
Cさんは腸のむくみも取れ、お腹周りもスッキリ。以前より疲れにくくなり、仕事にも集中できると話しています。

自己流の食べないダイエットで、腸内環境が悪化してしまった人には、「ファスティング」をすすめることもあります。ファスティングは直訳すると「断食」の意味になりますが、当院ですすめる「健美腸ファスティング」は、固形物をとらない期間を数日設けることで、食生活やストレスで乱れた臓器を休ませ、代謝を上げて体本来の機能の正常化を目指します。これが、乱れた腸内細菌のリセットにもなるのです。ファスティング中も、ビタミン、ミネラル、たんぱく質など必要な栄養素は、サプリメントできちんと補給しますから、筋肉量や代謝機能を落とすことなく行えます。私もスタッフも試して効果は実感済みです。詳しい実践方法は次の章でご紹介します。

さて、成功例ばかりご紹介してきましたが、じつは治療が難しいケースもあります。
いったん便秘が治っても、もとの生活習慣に戻ってしまえば、便秘体質に逆戻り。雨が降っていたから運動ができなかった、飲み会続きで節制できなかった、家族団らんでお菓子を食べるのをやめられないなど、言い訳が多い患者さんは、なかなかよい結果が得られません。変われるチャンスなのにと、非常に残念に思います。こんなときは、継続の大切さを粘り強く伝えていくしかありません。「せっかくよくなってきているのに、やめてしまったらこれまでやってきた○ヵ月分が、ムダになってしまう。もったいないですよ」と、アドバイスするようにしています。

それでも多くの患者さんは、食生活を変え、生活リズムを取り戻し、便秘と決別し、腸の知識もたくさん覚えて、キラキラの笑顔で便秘外来を卒業していきます。**腸と仲良くなると、体の声がわかるようになり、便秘になったとしても自分で体調管理をできるようになります**。腸の乱れは生活の乱れ、腸は正直だと学ぶのです。

第5章
実践・健美腸プログラム

5

積極的にとりたい健美腸食材

気持ちのいいお通じを習慣づけるために、今日からすぐにできること。それは、腸内善玉菌の大好物をとることです。**おすすめは食物繊維、オリゴ糖、そして、ヨーグルトをはじめとする発酵食品です**。この章では、これら**3大健美腸食材**について解説していきます。健美腸食材を使ったレシピやとり方のポイントも、ぜひチェックしてくださいね。

腸の機能を取り戻し、若返らせるため、便秘薬や下剤を使うのは一切やめましょう。強制的に腸を働かせることをやめるのです。薬に頼らなくても、普段の食生活を見直すことで十分、腸の健康を維持できるようになります。

どんなものを食べて、どんな生活をすると腸が喜ぶのか。それさえ知っておけば、薬に頼らなくても、自分で腸をメンテナンスできます。体本来の機能を目覚めさせて高めてあげること。それがいちばん自然で、腸が喜ぶ方法なのです。

なお、**朝食は、腸のぜん動運動を促して便意を起こす「スイッチ」**だと覚えておいてください。快適なお通じのために、必ず朝食をとる習慣をつけましょう。朝目覚めたら、まず1杯の水を飲みましょう。胃・結腸反射が起こり、腸が動き始めます。これだけで便意を感じる人もいます。忙しくて朝食を用意するのが面倒という人は、水を飲んだあとに、バナナなどの果物やヨーグルトをとるだけでもかまいません。

健美腸食材❶　とり方で変わる食物繊維の効能

健美腸ライフに欠かせないのが、第6の栄養素とも呼ばれる食物繊維です。便のかたちを作り、便のもとになるのは食物繊維だけ。女性にとっては、ダイエットにも役立ちます。食物繊維を多くとっている人ほど、体格を表す指数「BMI（ボディマスインデックス）」が低いというデータもあります。

ただし、「毎日サラダをたっぷりとっていれば大丈夫」というわけではありません。第3章でもお話ししたように、**食物繊維には、不溶性食物繊維と水溶性食物繊維の2種類があります**。どちらも腸に必要なものですが、それぞれ役割が異なります。

不溶性食物繊維は、水に溶けずに腸内の水分などを吸着して数倍に膨らみ、便のかさを増すことで、腸を刺激して排便を促します。不溶性食物繊維を特に多く含む食材としては、**根菜類**、**芋類**、**きのこ類**、**豆類**、**穀類**などがあげられます。

一方、**水溶性食物繊維は、水に溶ける食物繊維です。水分を含むと粘度が増し、便の水分量を増やしてやわらかくします**。腸内で善玉菌のエサになり善玉菌を増やすほか、血糖値の上昇やコレステロールの増加を抑える働きもあります。水溶性食物繊維を多く含む食材には、**果物、野菜、海藻類、きのこ類、こんにゃく、芋類**などがあげられます。両方の食物繊維を豊富に含む、**大麦、もち麦、芋類、きのこ類**などは、さらに優秀な健美腸食材といえます。

「便が気持ちよく出ない」とか、「ガスが溜まってお腹が張る」という人は、不溶性食物繊維を多くとり過ぎて、便が詰まりやすくなっている可能性があります。その場合は、不溶性食物繊維を少し減らすようにして、水溶性食物繊維を多く含む食品をとるようにするとよいでしょう。

きちんとお通じがある人、つまり健美腸が維持できている人は、水溶性：不溶性を1：1の割合でバランスよくとるようにするとよいでしょう。

私のイチオシは水溶性食物繊維たっぷりのフルーツ。**りんご、バナナ、キウイフルーツ、いちご、みかんなどのフルーツ**には、ペクチンと呼ばれる水溶性食物繊維が豊富です、ペクチンには、乳酸菌などの善玉菌を増やす、血中のコレステロールをスムーズに排出するなどの健美腸効果が期待できます。果物なら日常的に手に入りやすく、毎日無理な

水溶性食物繊維

【 こんにゃく 】
【 海藻 】
【 きのこ 】
【 芋類 】
【 果物 】
（熟したもの）
【 野菜 】

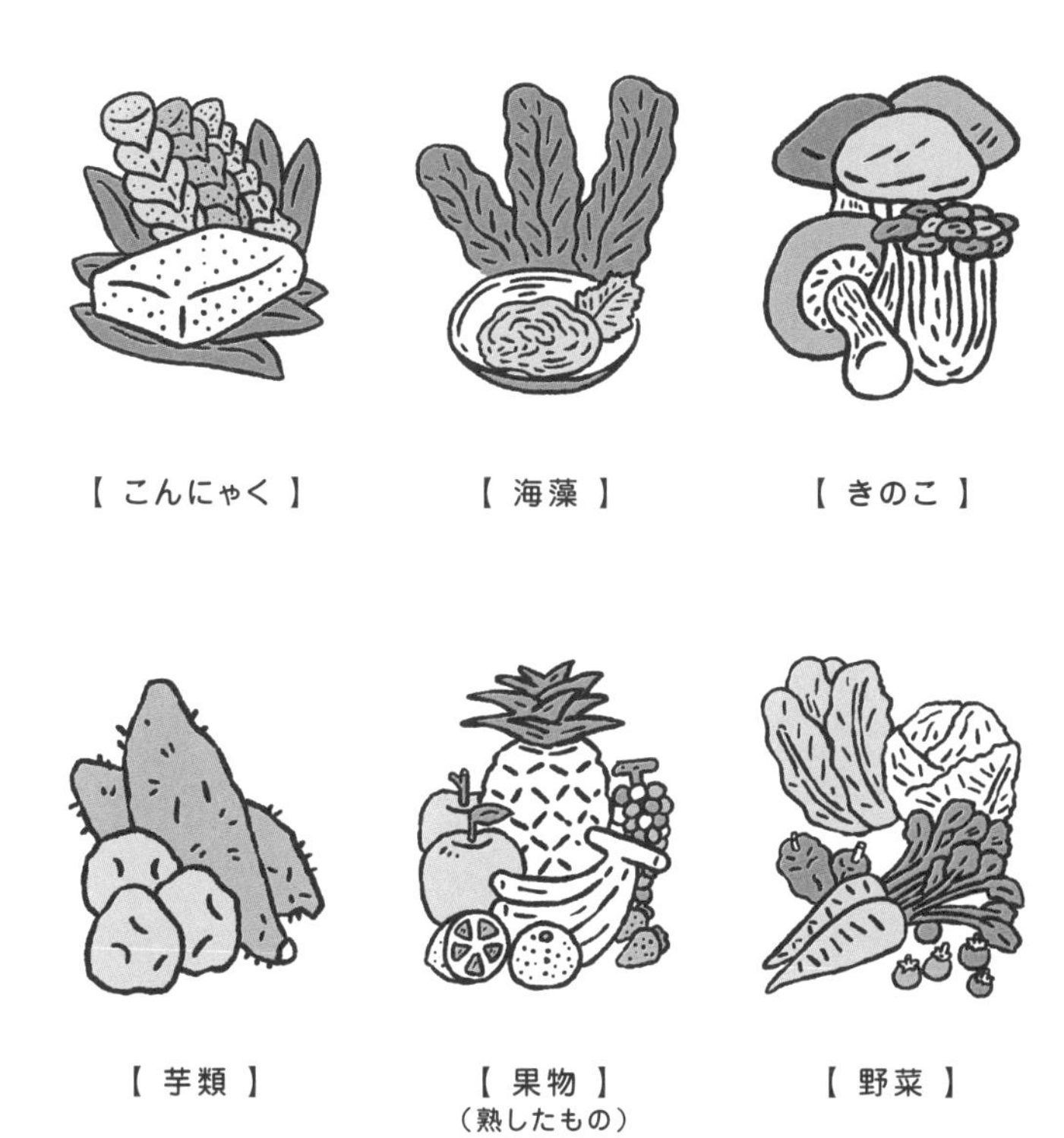

く摂取できるのはもちろん、ビタミンもたっぷり。ペクチンは、皮に多く含まれるので、よく洗ってできるだけ皮ごと食べるとよいでしょう。

プルーンやドライマンゴーなどのドライフルーツを利用するのもおすすめです。保存もしやすく、水溶性・不溶性、両方の食物繊維をバランスよくとることができます。

なかでもバナナは、水溶性・不溶性食物繊維を含み、善玉菌を増やすオリゴ糖も豊富。完熟バナナよりも、青いバナナのほうが、**難消化性でんぷん**という物質を多く含みます。

難消化性でんぷんは、97ページでも触れましたが、炭水化物でありながら、小腸で消化吸収されることなく、大腸まで届き、食物繊維のような働きをします。腸内善玉菌を増やす働きが期待できるうえ、カロリーになりにくく、血糖値が上がりにくいというメリットもあります。**青いバナナのほか、豆類、大麦、全粒小麦、冷えたごはんやパスタ**などに多く含まれ、便秘解消やダイエットによいとして、近年、注目されています。

健美腸食材❷　甘味料はオリゴ糖にチェンジ

糖質のとり過ぎは肥満や生活習慣病に直結するだけでなく、悪玉菌を増やしてしまうなど、腸内環境に悪影響を及ぼします。体内のたんぱく質が糖分子と結びつき炎症を起こすます。

「糖化」という現象にも要注意。糖化は、体内老化を引き起こし、さまざまな病気を招きます。

甘みがほしいときには、白砂糖はできるだけ避けるようにして、オリゴ糖を利用するのがおすすめです。

オリゴ糖は、「プレバイオティクス」と言って、有益な腸内細菌のエサになり、腸内環境を改善してくれることから注目される食材。胃や小腸で消化吸収されることなく、大腸に届き、ビフィズス菌の栄養素となり、善玉菌の繁殖を助けてくれます。

しかも、低エネルギーかつ血糖値の上昇を抑える作用が期待できる優れた甘味料です。シロップや顆粒タイプなどが市販されており、プレーンヨーグルトにかけたり、料理やデザート作りに活用したりしてもよいでしょう。

オリゴ糖は食物繊維が豊富なバナナ、ごぼう、玉ねぎ、きなこなどにも含まれていますから、こうした食材を積極的にとることも、健美腸ライフにつながります。

そのほかでは、**はちみつもおすすめ**で、オリゴ糖や悪玉菌の増殖を抑えるグルコン酸が含まれています。

健美腸食材 ❸ 和食は発酵食品の宝庫

味噌やしょうゆ、酢、納豆、チーズ、ヨーグルト……。腸を整える食材として忘れてはいけないのが、これらの発酵食品です。主な発酵菌には乳酸菌、酢酸菌、納豆菌、麹菌、酵母菌などがあり、発酵菌を利用して作られた食品には善玉菌が多く含まれています。

日本の発酵食品には、**味噌、しょうゆ、みりん、甘酒**など麹菌由来のものが数多くあります。また、**ぬか漬け**、味噌、しょうゆには、数億個もの植物性乳酸菌、酵母などの微生物がいるといわれています。植物性乳酸菌は、善玉菌が生きたまま腸に届く乳酸菌として注目されています。

甘酒は「飲む点滴」ともいわれます。なぜなら、コウジ酸やオリゴ糖、食物繊維などが豊富で、美白・美肌効果、整腸作用、抗酸化作用などによるアンチエイジング効果などが期待できるから。もちろん、便秘解消にも役立ちます。

普段から和食中心の食生活を心がけていれば、発酵食品を無理なくとることができ、健美腸生活の実践につながる、というわけです。

そのほか、**納豆**も納豆菌が生きたまま腸に届く優秀食材。自ら善玉菌として働くとともに、ビフィズス菌などほかの善玉菌も増やしてくれます。原料の大豆は、腸内細菌の大好物です。近頃では定番の調味料となりつつある**塩麹**も、腸内細菌を増やす発酵食品の仲間です。こうした食材を、ぜひ積極的に献立に取り入れましょう。

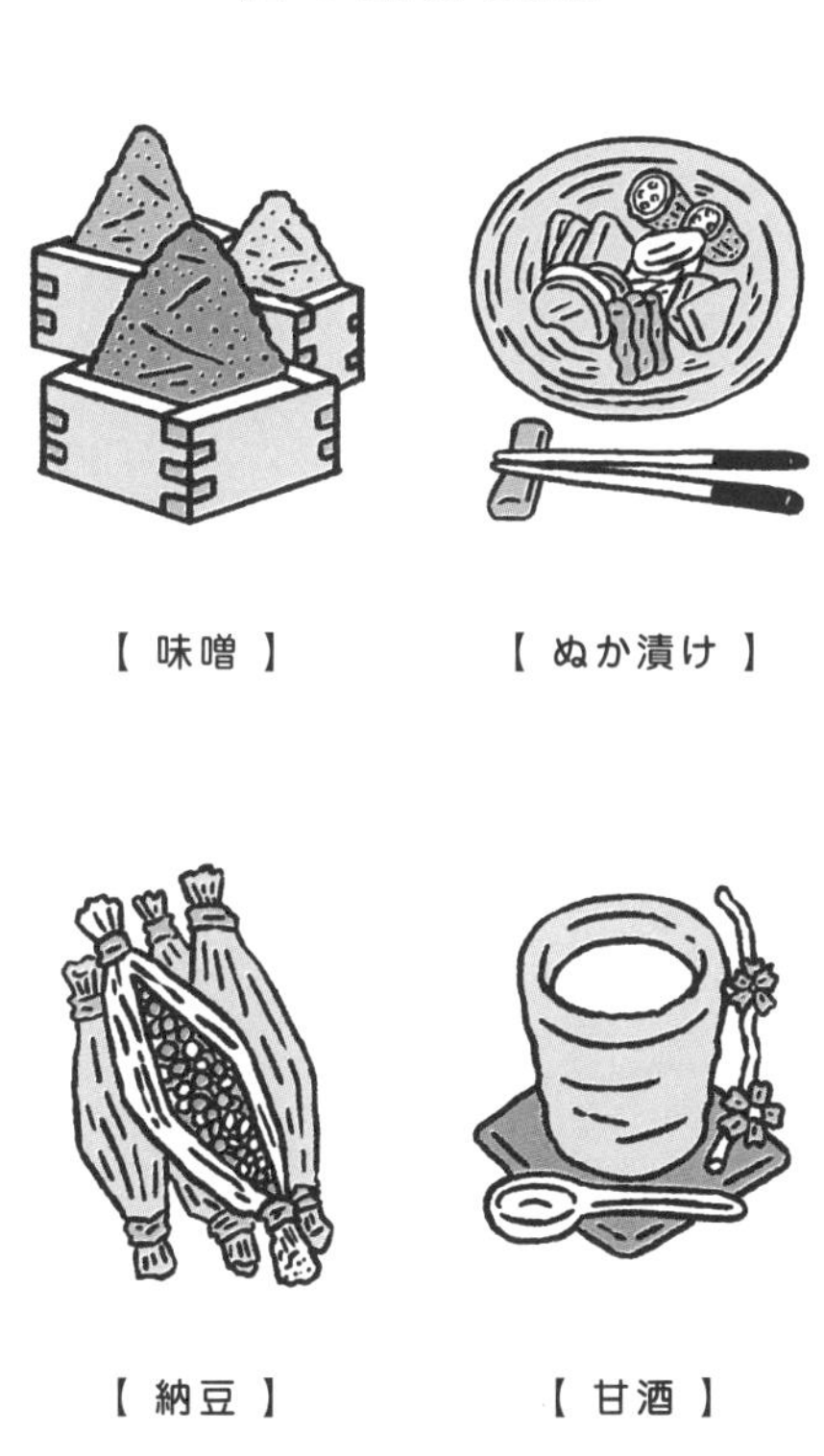

健美腸食材❹ ヨーグルトは健美腸の強い味方

乳酸菌たっぷりのヨーグルトの摂取を習慣づければ、腸内の善玉菌を手軽に増やすことができます。しかも、ヨーグルトには、カルシウムやたんぱく質、ビタミンAやビタミンB群、カリウムなども含まれます。これにフルーツを加え、ビタミンCや食物繊維を補えば、かなり良好な栄養バランス食になります。ヨーグルトにドライフルーツを漬けておいて、一晩置いて食べるのもおすすめです。

1日200gのヨーグルトを摂取することで、腸内環境が自然に整います。食べ続けていると、便のイヤな臭いもなくなり、口臭や体臭まで違ってきます。

ただ、ヨーグルトとひと言でいっても、さまざまなブランドがあり、味も効果も異なります。菌株もさまざまで、今では多様な健康効果を発揮する菌株のヨーグルトが、販売されています。**腸内フローラが1人ひとり違うように。菌株との相性も、1人ひとり違います**。必ずしも「生きたまま届く乳酸菌」でなくても大丈夫。死んだ菌も、善玉菌のエサになってくれます。

前述しましたが、自分に合ったヨーグルトを見つけたい人は、2週間同じヨーグルトをとり続け、2週間後の腸の状態を見るようにしてください。便秘が解消した、バナナ状の便がするりと出た、肌の状態がよくなった、よく眠れるなど、体調面の変化をチェックして、調子がよければあなたに合っているということ。相性のいいヨーグルトに巡り合えたら、毎日続けましょう。

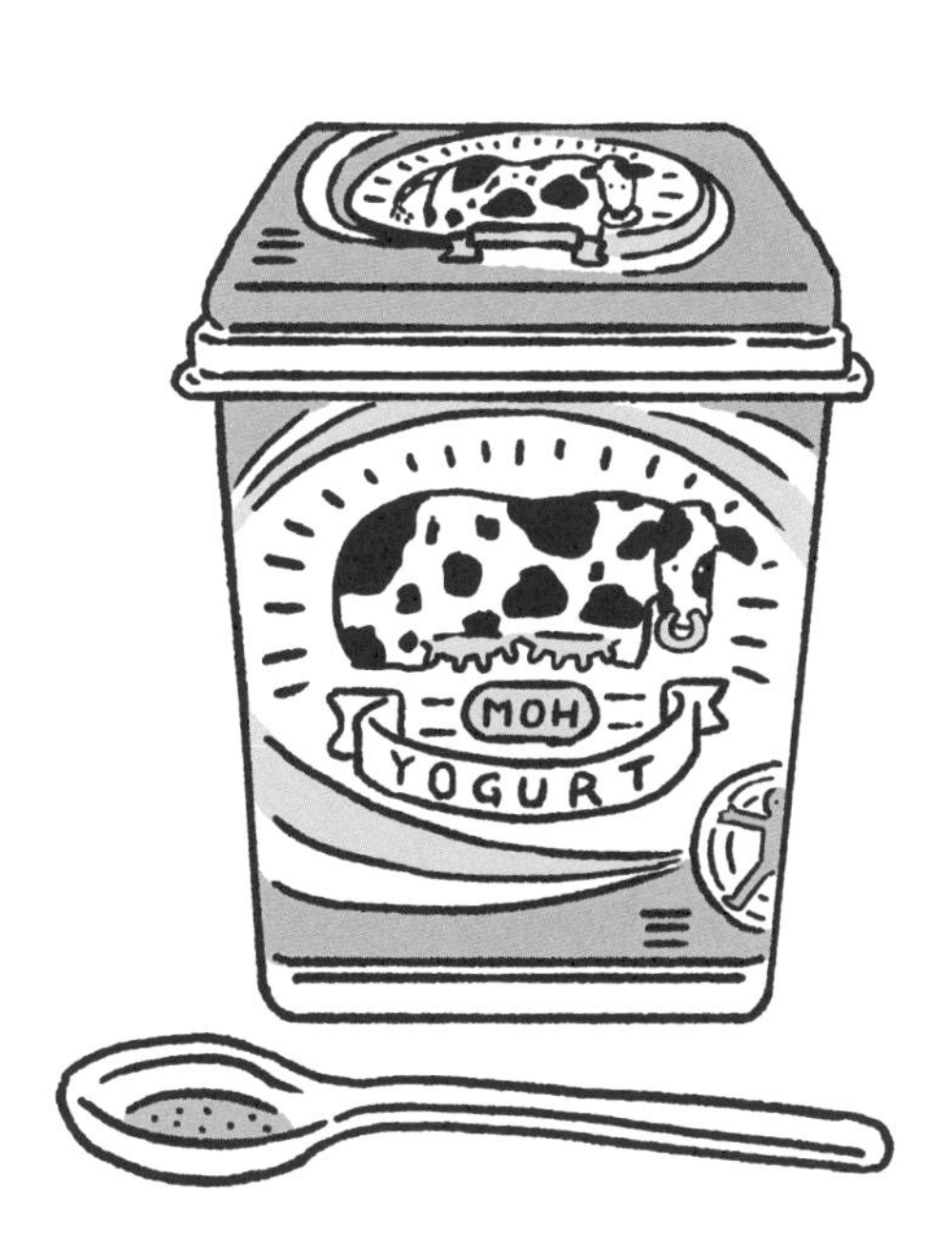

簡単！　健美腸レシピ

健美腸食材について頭に入れたところで、さあ、ここからは実践編。食物繊維を豊富に含む野菜や果物、善玉菌を増やす発酵食品・調味料などを複数組み合せた、腸が喜ぶ健美腸レシピを紹介します。

あれもこれも、と頑張り過ぎると続かないもの。まずは、朝ごはんなどに取り入れやすい、ドリンクやスープから始めてみましょう。簡単な1品でもいいので朝ごはんを必ず食べることは、健美腸のための大切なルールです。

そこから一歩進んで、普段の食事に1品プラスするだけでも健美腸効果アップのサラダやおつまみを紹介しています。おいしく、ヘルシーに腸内環境を整えられるのはうれしいですね。

さらに、手間暇かけず1皿でお腹が満たされるごはんメニューも。ランチや忙しい日の夜食に取り入れてみてください。

実際に料理してみて腸によい食材がわかってくると、外食でのメニュー選びにも変化が出てくると思います。

健美腸食材
- 塩麹
- フルーツ
- ヨーグルト
- はちみつ

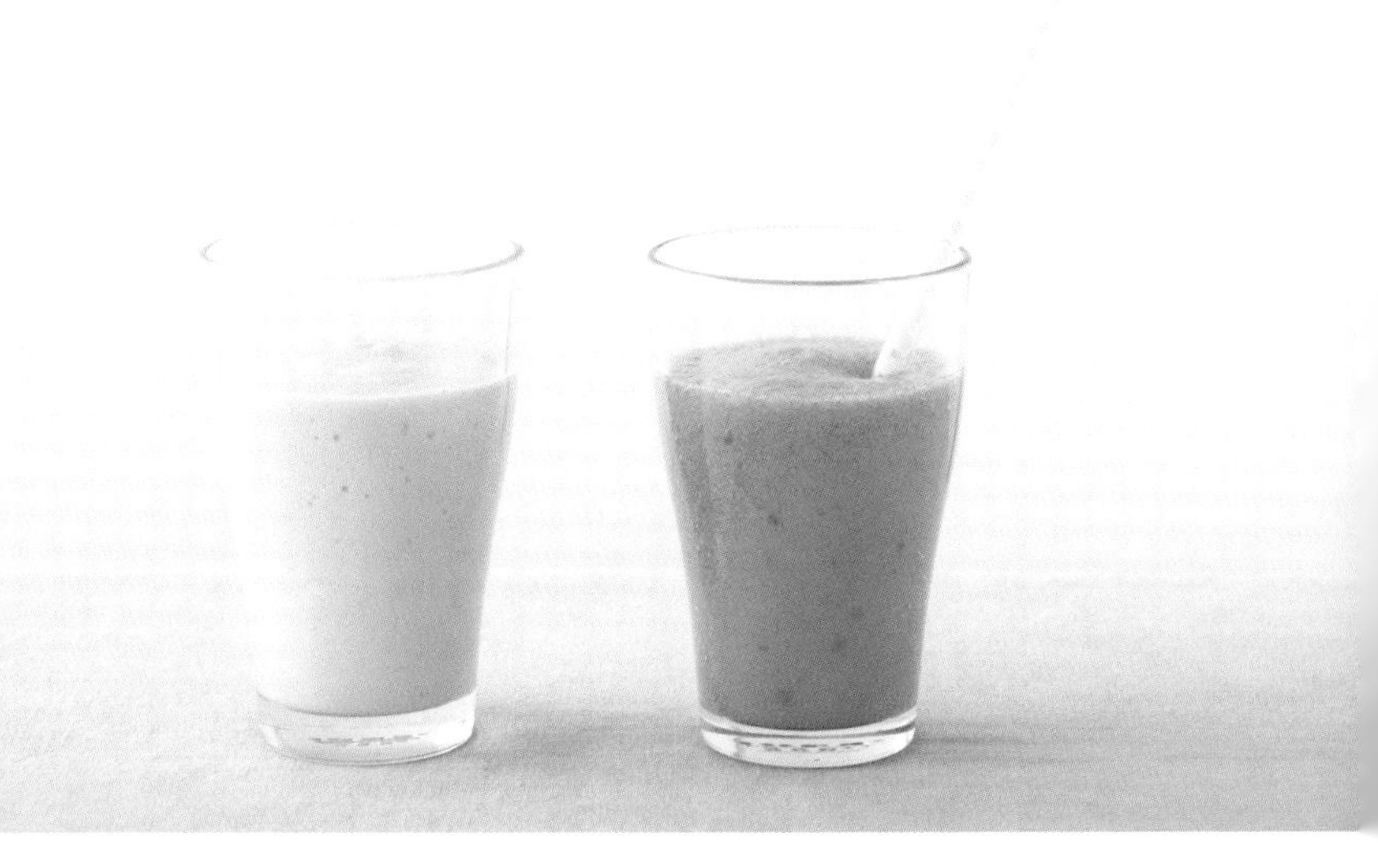

| ドリンク1&2 |

野菜とフルーツの塩麹スムージー2種

腸内を掃除してくれるスムージーに塩麹をプラスして、さらに健美腸効果アップ！

アボカドとバナナの塩麹ヨーグルトスムージー

◉材料 _ 1人分
アボカド …… 1/4個
バナナ …… 1/2本
塩麹 …… 小さじ1/2くらい
ヨーグルト …… 1/2カップ
はちみつ …… 大さじ1/2

◉作り方
1 アボカドとバナナは適当な大きさに切る。
2 材料すべてをミキサーに入れて撹拌する。

赤パプリカとオレンジの塩麹スムージー

◉材料 _ 1人分
赤パプリカ …… 1/4個
オレンジ …… 1個
りんご …… 1/2個
塩麹 …… 小さじ1/2
はちみつ …… 大さじ1/2

◉作り方
1 赤パプリカ、オレンジ、りんごは適当な大きさに切る。
2 材料すべてをミキサーに入れて撹拌する。

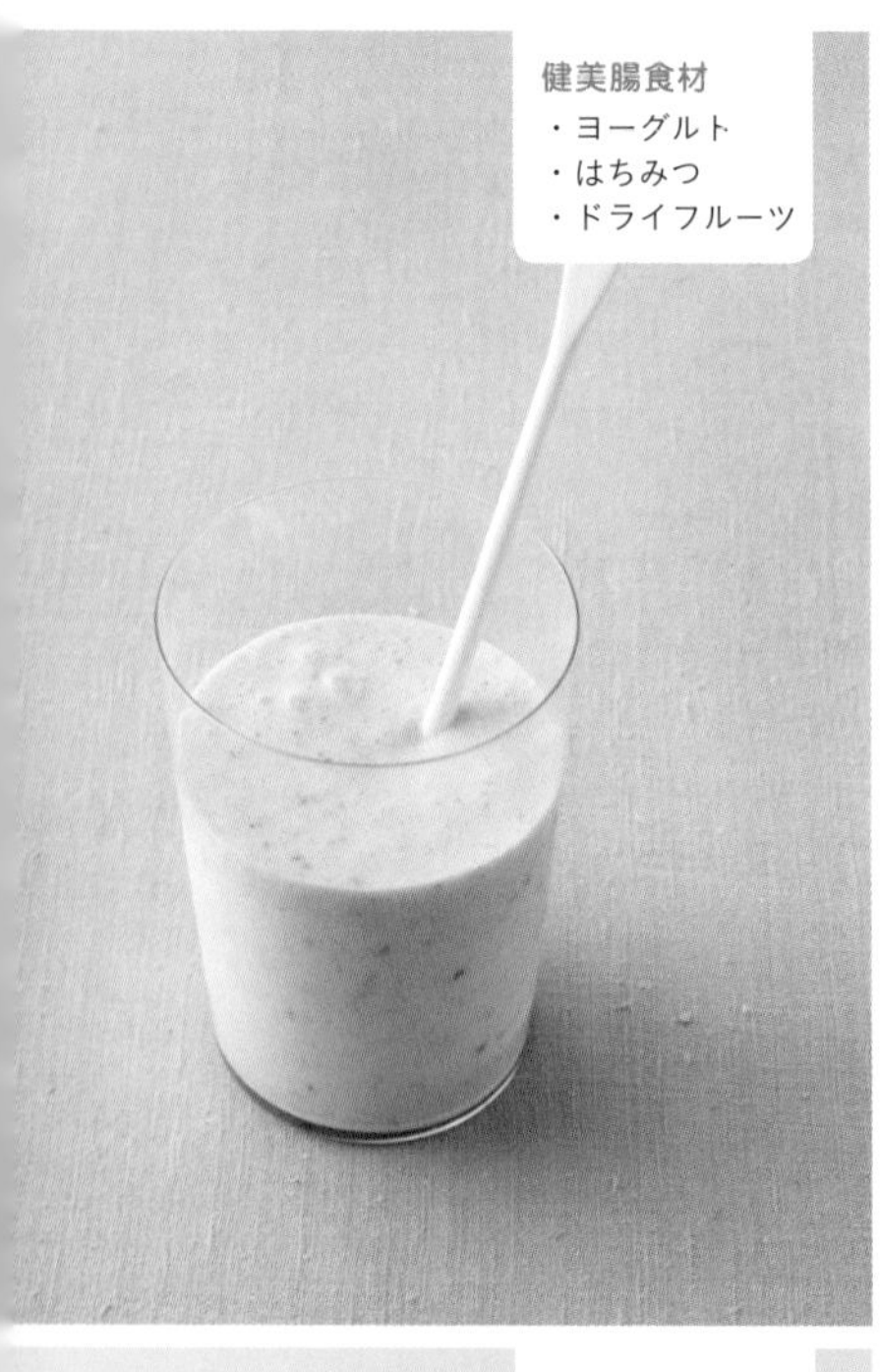

健美腸食材
・ヨーグルト
・はちみつ
・ドライフルーツ

| ドリンク3 |

ドライフルーツ入りヨーグルトシェイク

ドライフルーツをヨーグルトで
やわらかく戻しておくのがポイント。

◉材料 _1人分
牛乳 …… 1/2カップ
ドライマンゴー（刻んで）
…… 大さじ2
ドライクランベリー …… 大さじ1
ヨーグルト …… 200g
はちみつ …… 適量

◉作り方
1 牛乳は凍らせておく。
2 ドライフルーツはヨーグルトに
1時間程度漬けておく。
3 ミキサーに1、2、はちみつを
加え、撹拌する。

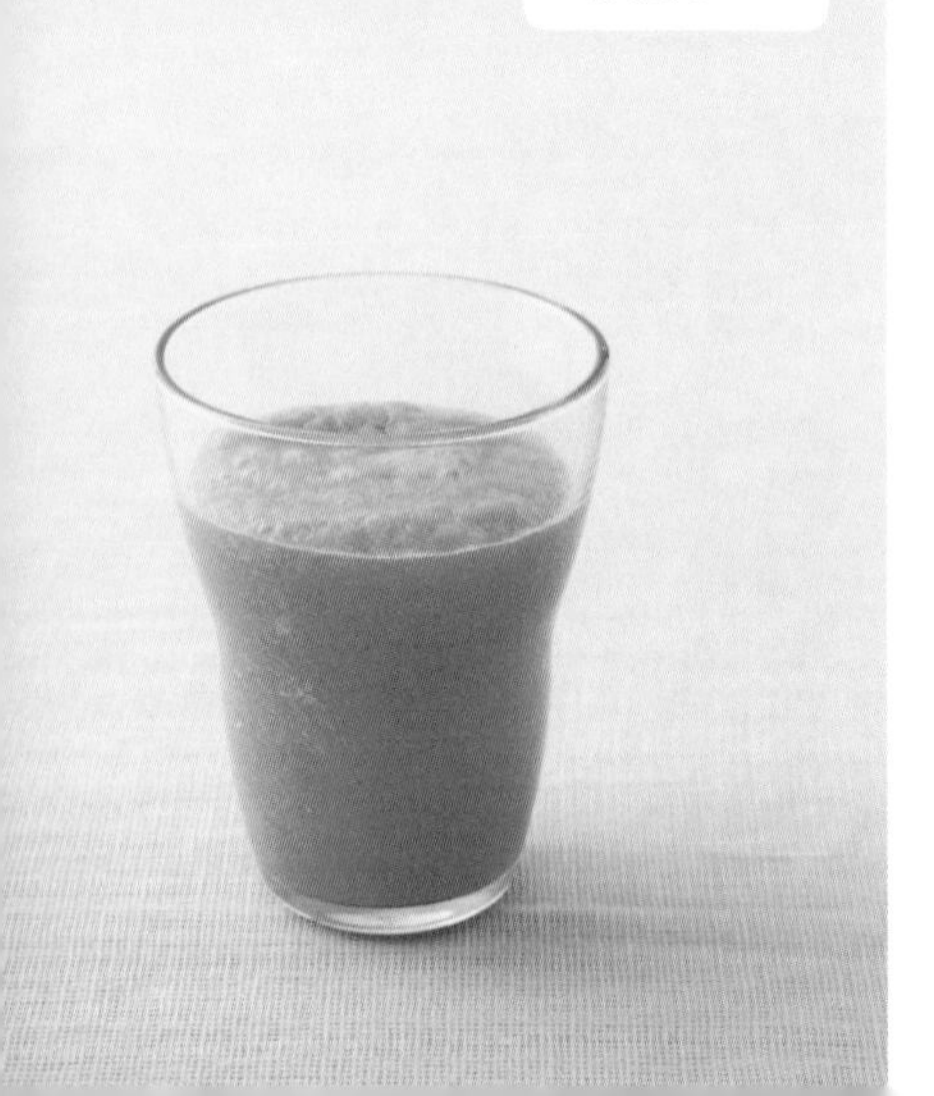

健美腸食材
・根菜類
（大根、にんじん）
・はちみつ

| ドリンク4 |

根菜のスムージー

しょうがとレモンのおかげで
意外な爽やかさで飲みやすい！

◉材料 _ 1人分
大根 …… 100g
にんじん …… 100g
しょうが（すりおろし）…… 5g
レモン汁 …… 大さじ1
水 …… 少々
はちみつ …… 適量

◉作り方
1 大根、にんじんは適当な大きさ
に切る。
2 材料すべてをミキサーに入れて
撹拌する。

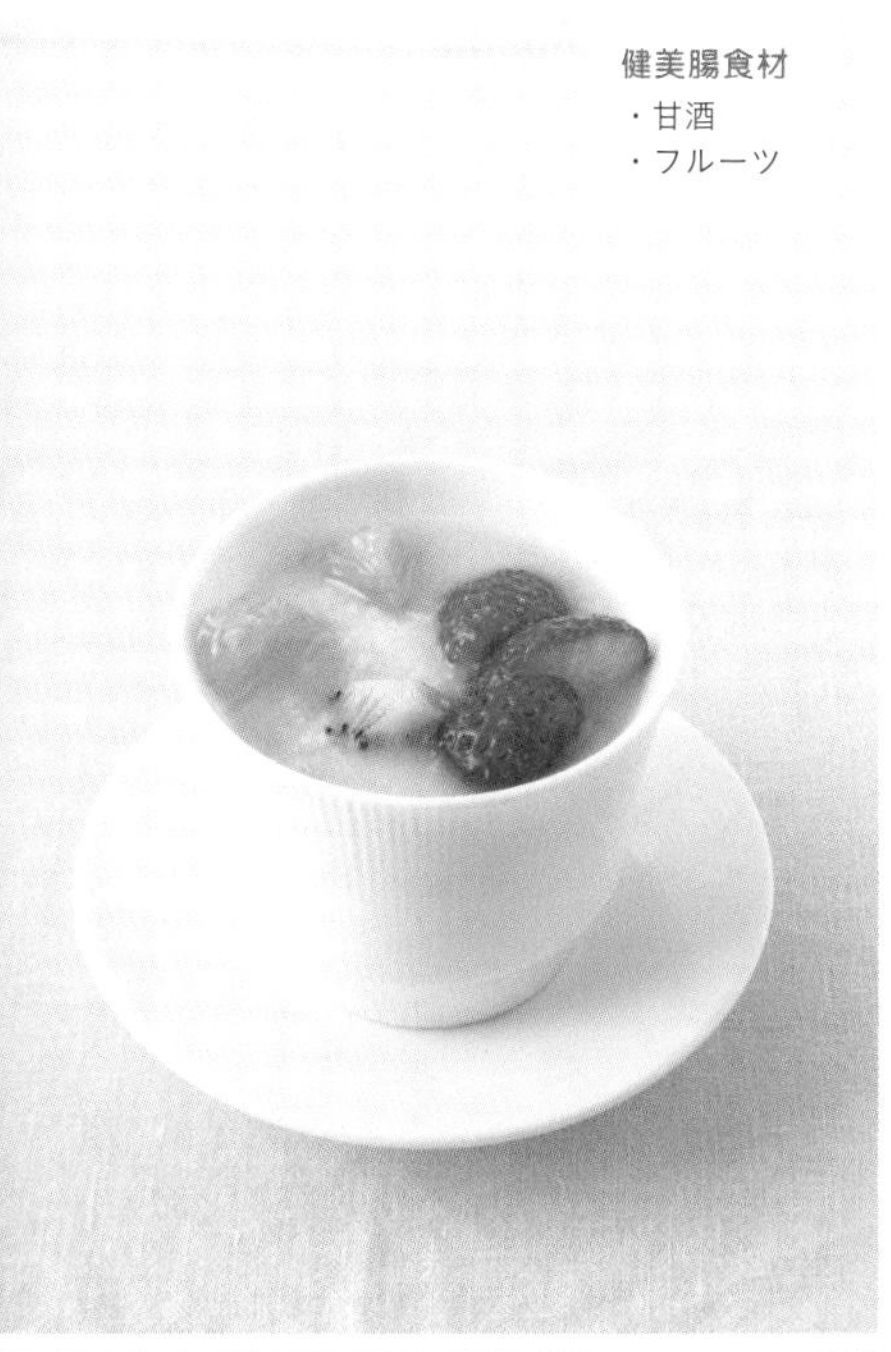

| ドリンク5 |

フルーツ甘酒

健美腸効果抜群の
甘酒をデザート感覚で。

◉材料 _ 1人分
キウイフルーツ …… 1/4個
いちご …… 2粒
オレンジ …… 3房
甘酒 …… 1カップ

◉作り方
1 フルーツは食べやすい大きさに切り、器に盛りつけ、甘酒を加える。

| ドリンク6 |

ドライフルーツ紅茶

自然な甘みのお茶で
ホッと一息。

◉材料 _ 1人分
紅茶 …… 1カップ
プルーン …… 1個
レーズン …… 大さじ1

◉作り方
1 鍋に材料をすべて入れて、煮る。

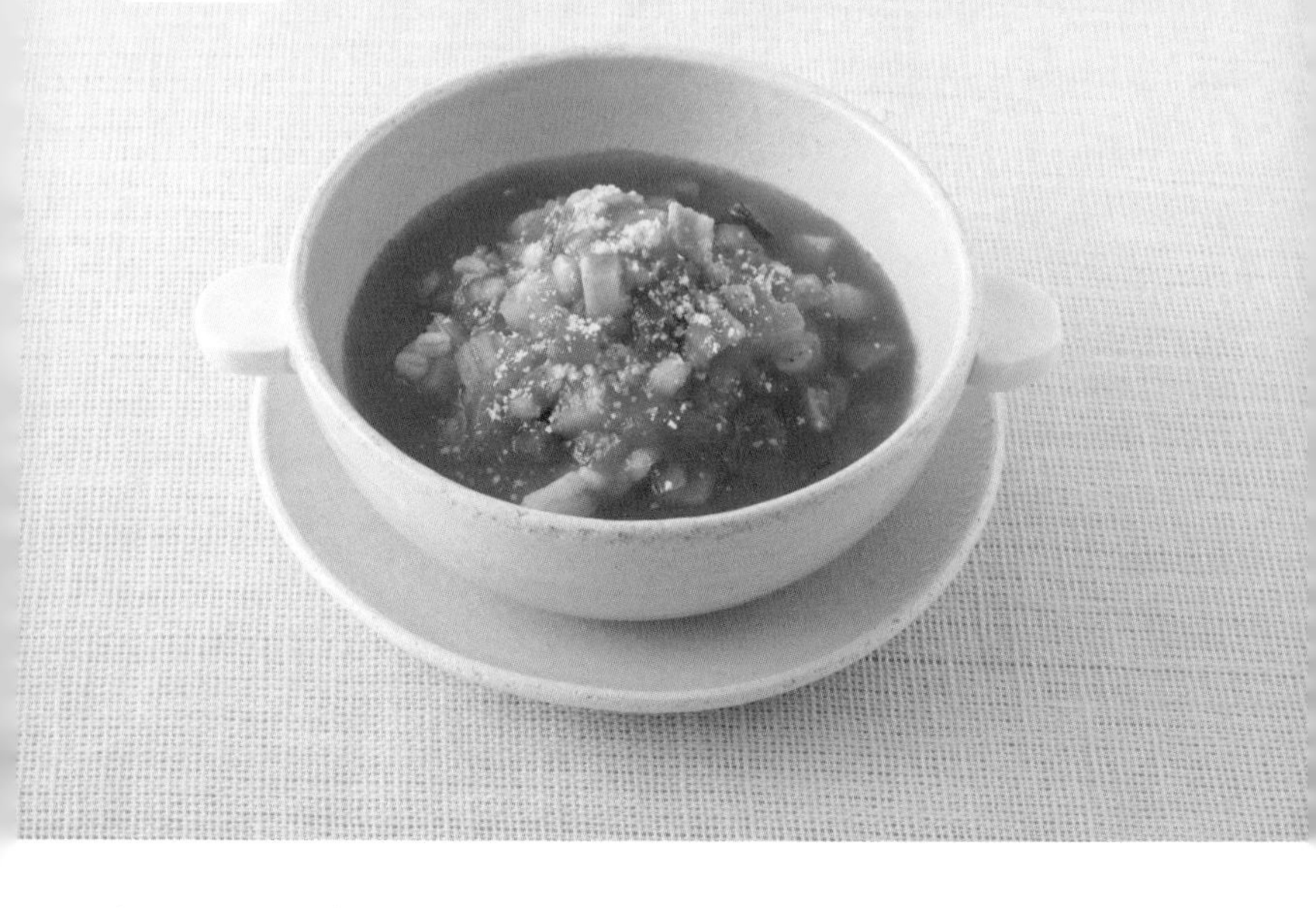

| スープ・汁1 |

もち麦のミネストローネ

積極的にとりたい麦が入って腹持ちもいいスープ。

◉材料 _ 2人分

ベーコン …… 1枚
玉ねぎ …… 1/4個
にんじん …… 4cm
じゃがいも …… 1/2個
ズッキーニ …… 4cm
黄パプリカ …… 1/5個
セロリ …… 4cm
いんげん …… 2本
ホールトマト …… 1/2缶
もち麦 …… 20g
水 …… 3カップ
固形コンソメ …… 1/2個
塩麹 …… 小さじ1
こしょう …… 少々
パルメザンチーズ（粉）…… 適量

◉作り方

1 ベーコン、玉ねぎ、にんじん、じゃがいも、ズッキーニ、黄パプリカ、セロリ、いんげんは1cm角に切る。
2 ホールトマトは粗く刻む。
3 鍋にオリーブオイル（分量外）を入れて火にかけ、ベーコンを加えて炒め、玉ねぎを入れて透き通るまで炒める。
4 にんじん、じゃがいも、セロリを入れてよく炒め、野菜がなじんできたらズッキーニ、黄パプリカ、いんげんを加える。
5 2、もち麦、水、固形コンソメを入れて煮立たせ、アクをとる。
6 蓋をして弱火にして野菜がやわらかくなるまでじっくり煮て、塩麹、こしょうで味を調える。
7 器に盛り、パルメザンチーズをかける。

健美腸食材
・豆

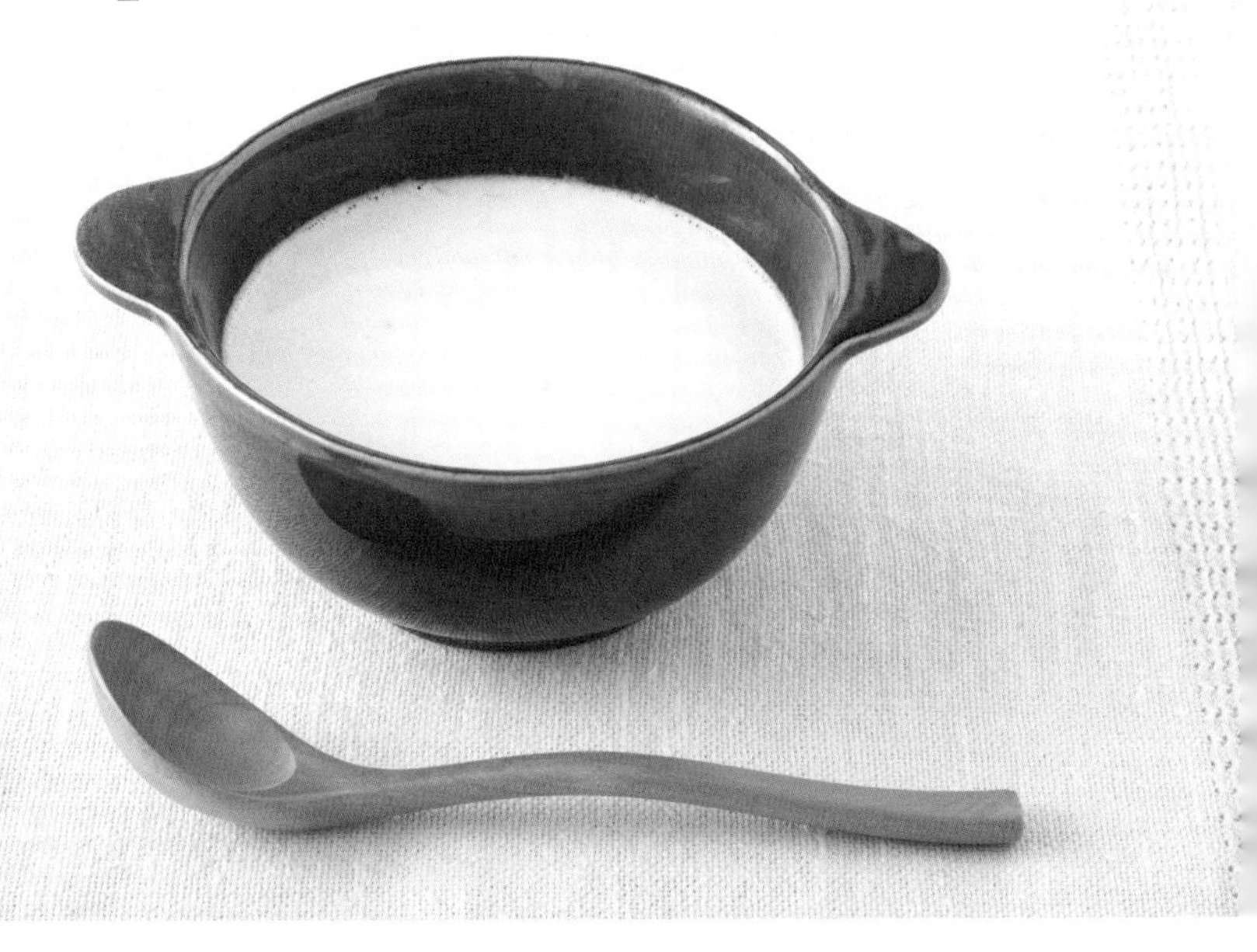

| スープ・汁2 |

豆のポタージュ

缶詰や瓶詰のひよこ豆の水煮を使えば、戻す手間いらず。

◉材料 _ 2人分
バター …… 小さじ2
玉ねぎ …… 1/4個
ひよこ豆（水煮）…… 100g
固形コンソメ …… 1/2個
水 …… 1カップ
牛乳 …… 2カップ
塩 …… 少々

◉作り方
1 鍋にバターを入れて火にかけ、みじん切りの玉ねぎを加え炒める。
2 水けを切って軽く洗っておいたひよこ豆、固形コンソメと水を入れて5分くらい煮る。
3 粗熱が取れたらミキサーに入れて攪拌し、牛乳を加えながらなめらかになるまでミキサーにかける。
4 鍋に戻し、火にかけ、塩で味を調える。ひと煮立ちしたら、火を止め、器に盛りつける。

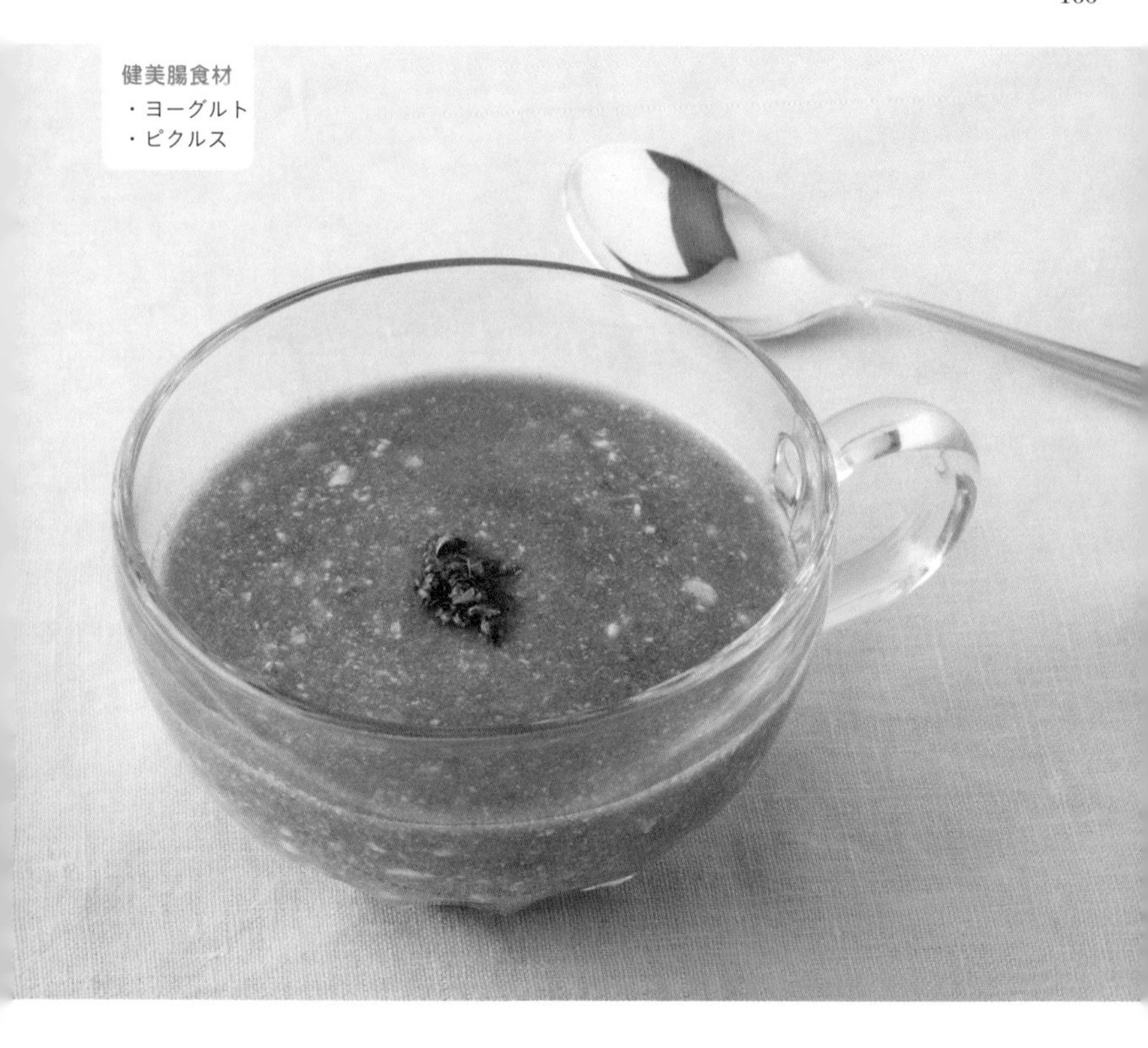

| スープ・汁3 |

ヨーグルトとピクルスの冷たいスープ

ガスパチョ風のスープもこんなに簡単にできあがり。

◉材料 _ 2人分
ピクルス
(市販のきゅうりタイプ) …… 6本
玉ねぎ(みじん切り)…… 大さじ2
ヨーグルト …… 1カップ
トマトジュース …… 1カップ
塩、こしょう …… 各適量
パセリ …… 適量

◉作り方
1 ピクルスをみじん切りにする。
2 ヨーグルトとトマトジュースを合わせ、1と玉ねぎを加え、塩、こしょうを加えて味を調える。
3 器に盛りつけ、パセリをちらす。

健美腸食材
・ぬか漬け
・味噌

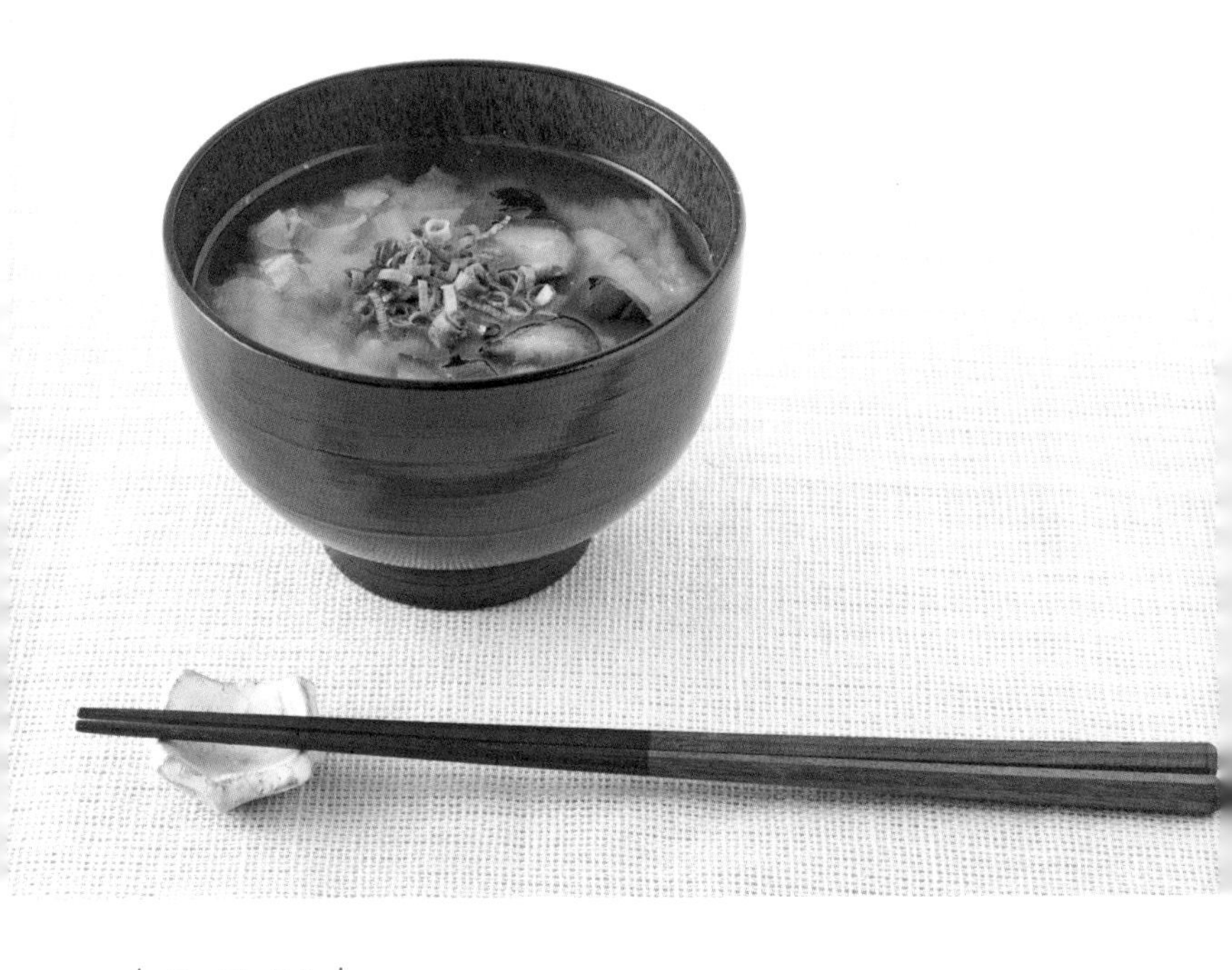

｜スープ・汁4｜

ぬか漬けの味噌汁

漬け物に塩分があるので、味噌は控えめに。

◉材料 _ 2人分
白菜のぬか漬け …… 1/2枚
なすのぬか漬け …… 1/2本
だし汁 …… 2カップ
味噌 …… 小さじ4
万能ねぎ …… 適量

◉作り方
1 白菜のぬか漬けはざく切り、なすのぬか漬けはいちょう切りにする。
2 鍋にだし汁を入れて熱し、1を加え、味噌で味を調える。
3 器に盛りつけ、小口切りにした万能ねぎをちらす。

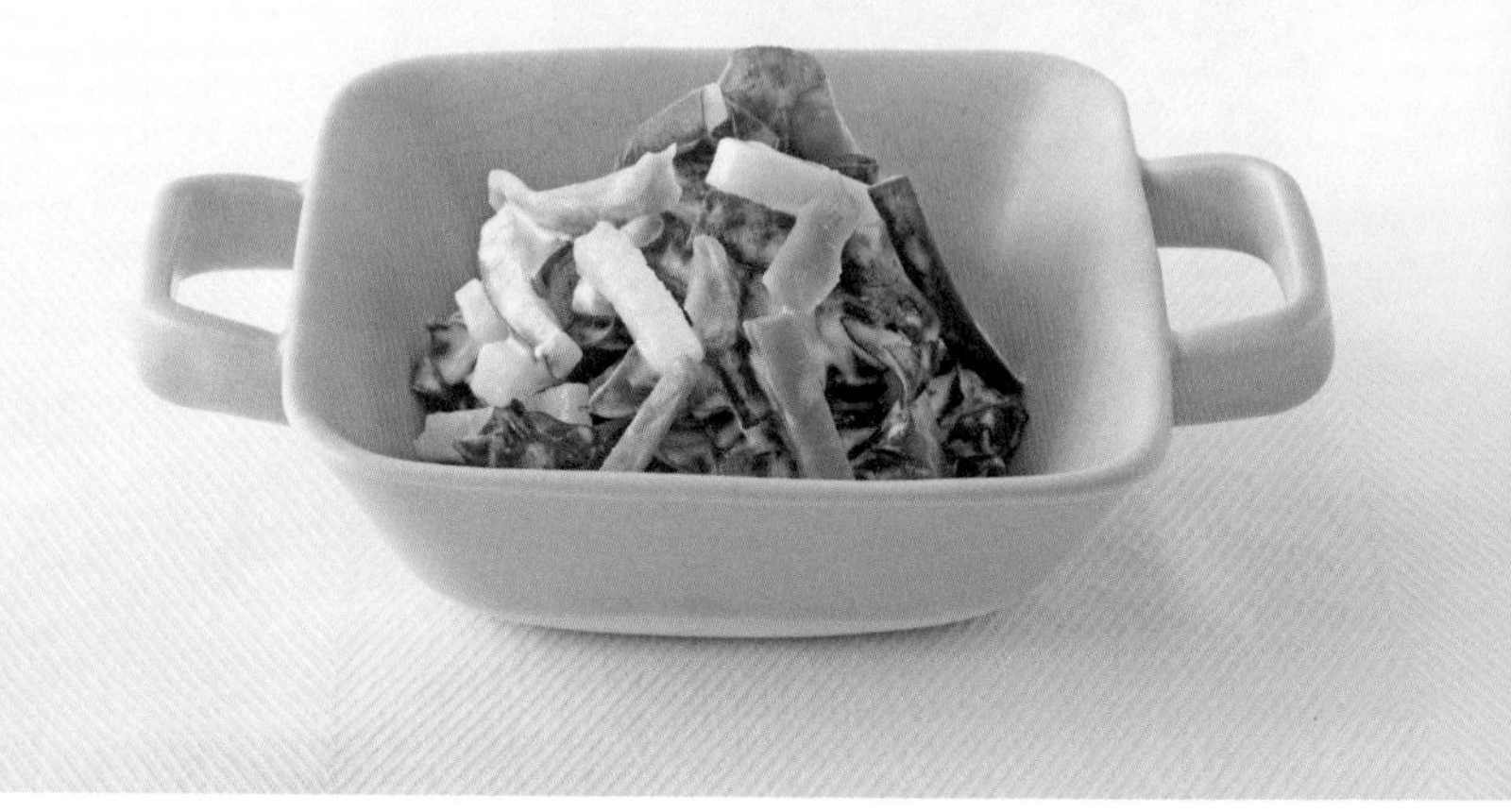

健美腸食材

・わかめ
・ヨーグルト
・ザーサイ
・根菜類
（大根、にんじん）

| サラダ1 |

海藻のヨーグルトサラダ

乾燥わかめはヨーグルトで戻して。健美腸食材をたっぷりとれるサラダ。

◉材料 _ 2人分

ヨーグルト …… 120g
乾燥わかめ …… 10g
大根 …… 80g
にんじん …… 60g
きゅうり …… 60g
ザーサイ …… 20g
しょうゆ …… 小さじ1
ごま油 …… 小さじ1

◉作り方

1 ボウルにヨーグルトと乾燥わかめを入れてよく合わせておく。
2 大根、にんじん、きゅうりを短冊切りにする。
3 ザーサイは粗みじん切りにする。
4 1に2、3を合わせ、しょうゆとごま油で味を調える。

健美腸食材
・塩麹
・味噌

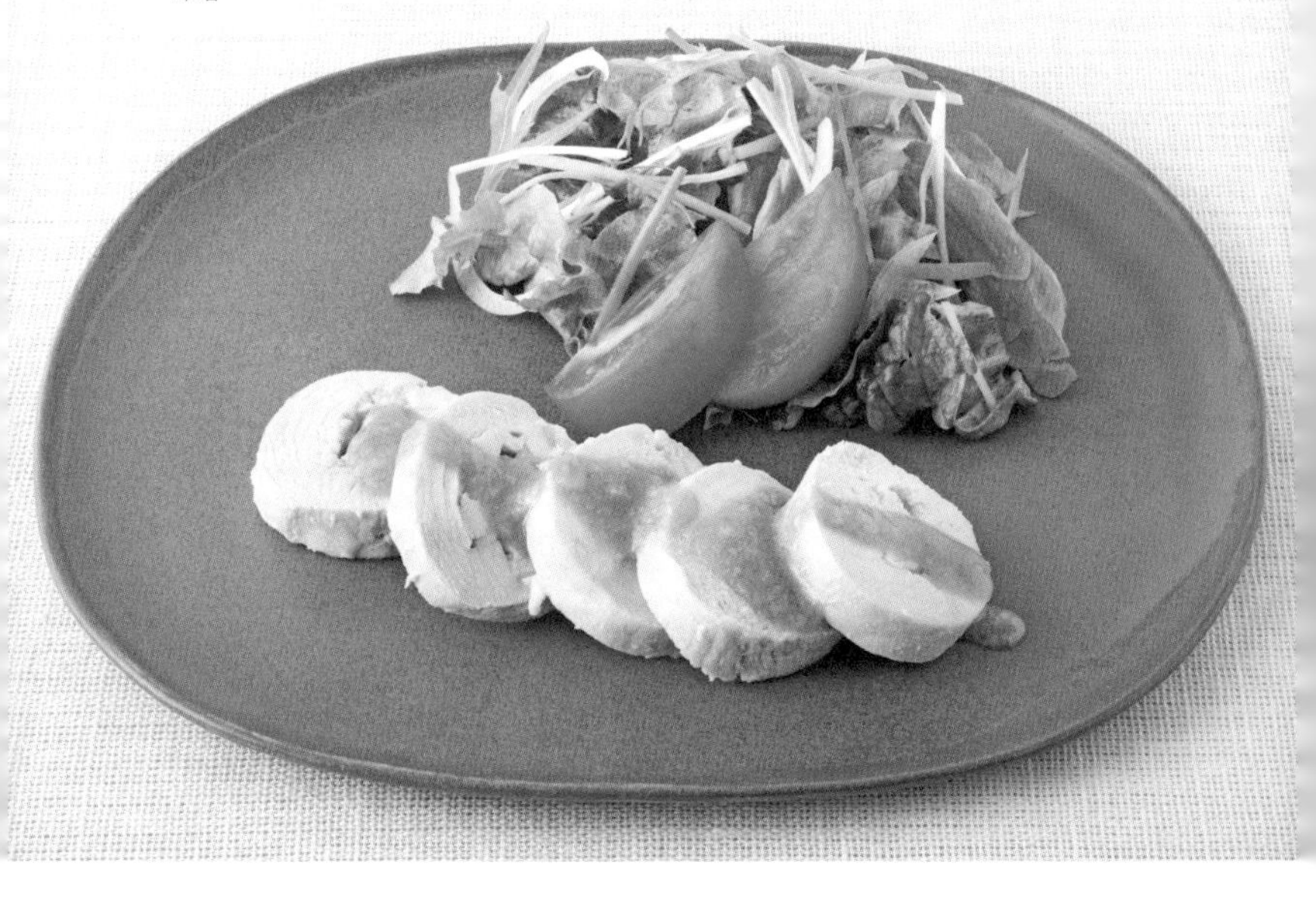

サラダ2

巻き鶏のサラダ

塩麹の巻き鶏は、作り置きしておくのもおすすめ。

◉材料 _ 2人分

鶏むね肉 …… 1枚
塩麹 …… 大さじ1
玉ねぎ …… 1/10個
にんじん …… 10g
トマト …… 1/2個
サニーレタス …… 2枚
水菜 …… 1/2株
ドレッシング
- 味噌 …… 小さじ2
- みりん …… 小さじ2
- レモン汁 …… 少々
- おろししょうが …… 少々
- ごま油 …… 小さじ1/3
- オリーブオイル …… 小さじ2

◉作り方

1 鶏むね肉は、観音開きにし、麺棒でたたく。ビニール袋に入れ、塩麹をもみ込んで、一晩冷蔵庫で漬け込む。
2 1の鶏肉の表面の塩麹を軽くキッチンペーパーで拭き取り、鶏肉（縦）の倍ほどの長さに切ったラップを2枚重ね、鶏肉を置いてきつく巻いていく。
3 空気が入らないようにキュッとしっかりと巻き、両端をキャンディ状にねじる。
4 さらに、ジッパー付きのビニール袋に入れ、空気をしっかり抜いて、熱湯で15分ゆでる。火を止めて蓋をして、熱湯の中に入れたまま、1時間ほど蒸らし、粗熱が取れたら、切り分ける。
5 玉ねぎとにんじんはせん切り、トマトはくし形切りにし、4と切ったサニーレタス、水菜と一緒に器に盛りつける。
6 ドレッシングの材料をすべて合わせて、よく混ぜ、5にかける。

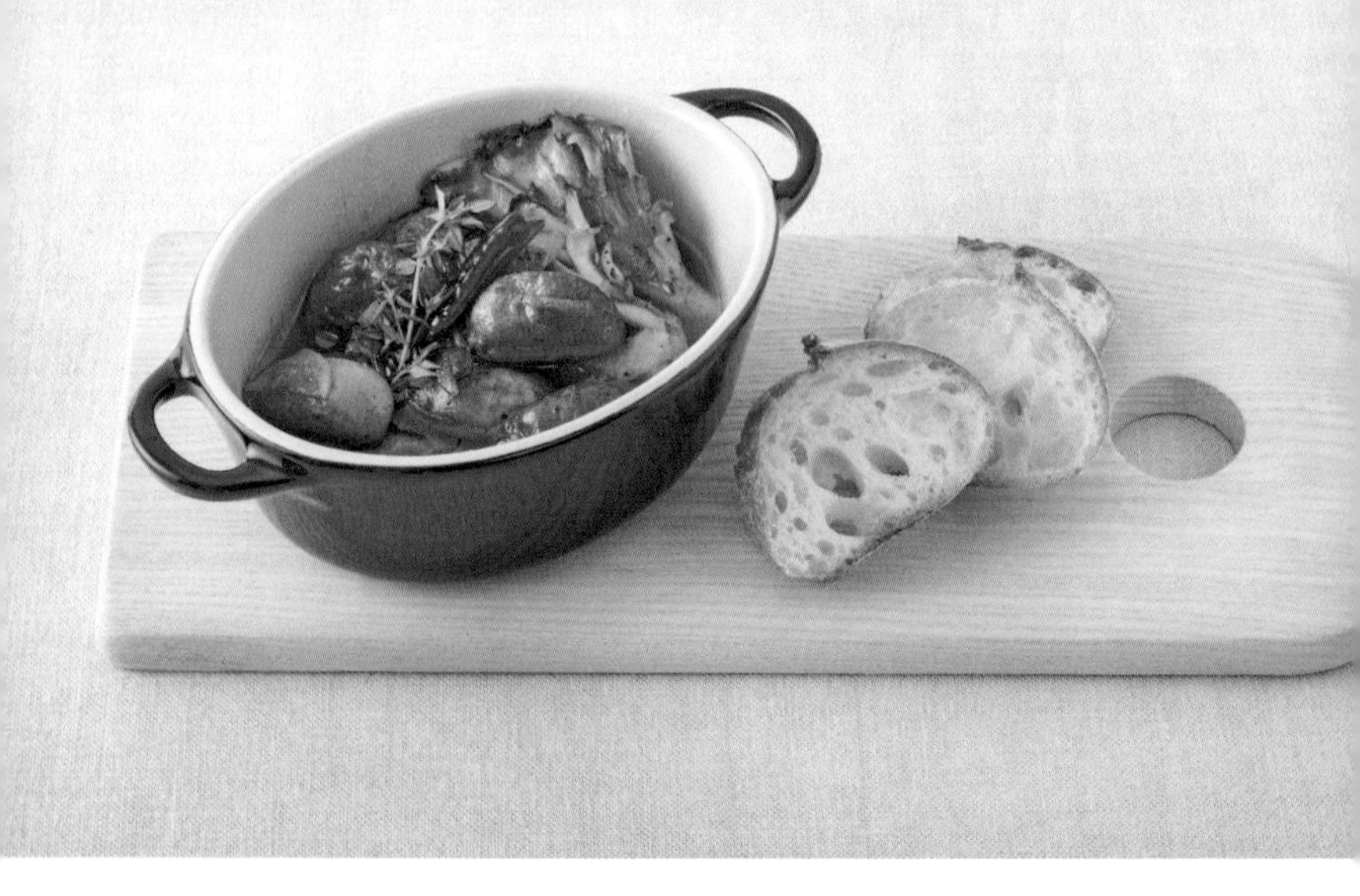

| おつまみ1 |

アンチョビときのこのアヒージョ

アンチョビはじつは発酵食品。水溶性食物繊維の代表きのこと一緒に。

◉材料 _ 2人分

マッシュルーム …… 2個
しいたけ …… 3個
まいたけ …… 1/2パック
にんにく …… 1片
オリーブオイル …… 100cc
赤唐辛子 …… 1/2本
アンチョビ …… 2切れ
タイム …… 1本
塩 …… 適量
黒こしょう …… 適量
バゲット …… 適量

◉作り方

1 きのこは石づきを取り、適当な大きさに切っておく。
2 にんにくは薄いスライスにする。
3 小さめの鍋かフライパンに2、オリーブオイル、赤唐辛子を入れて熱する。
4 香りがしてきたら、1、アンチョビを加えて、弱火にする。
5 きのこがやわらかくなったら、タイムを加え、塩、黒こしょうで味を調える。器に盛り、バゲットを添える。

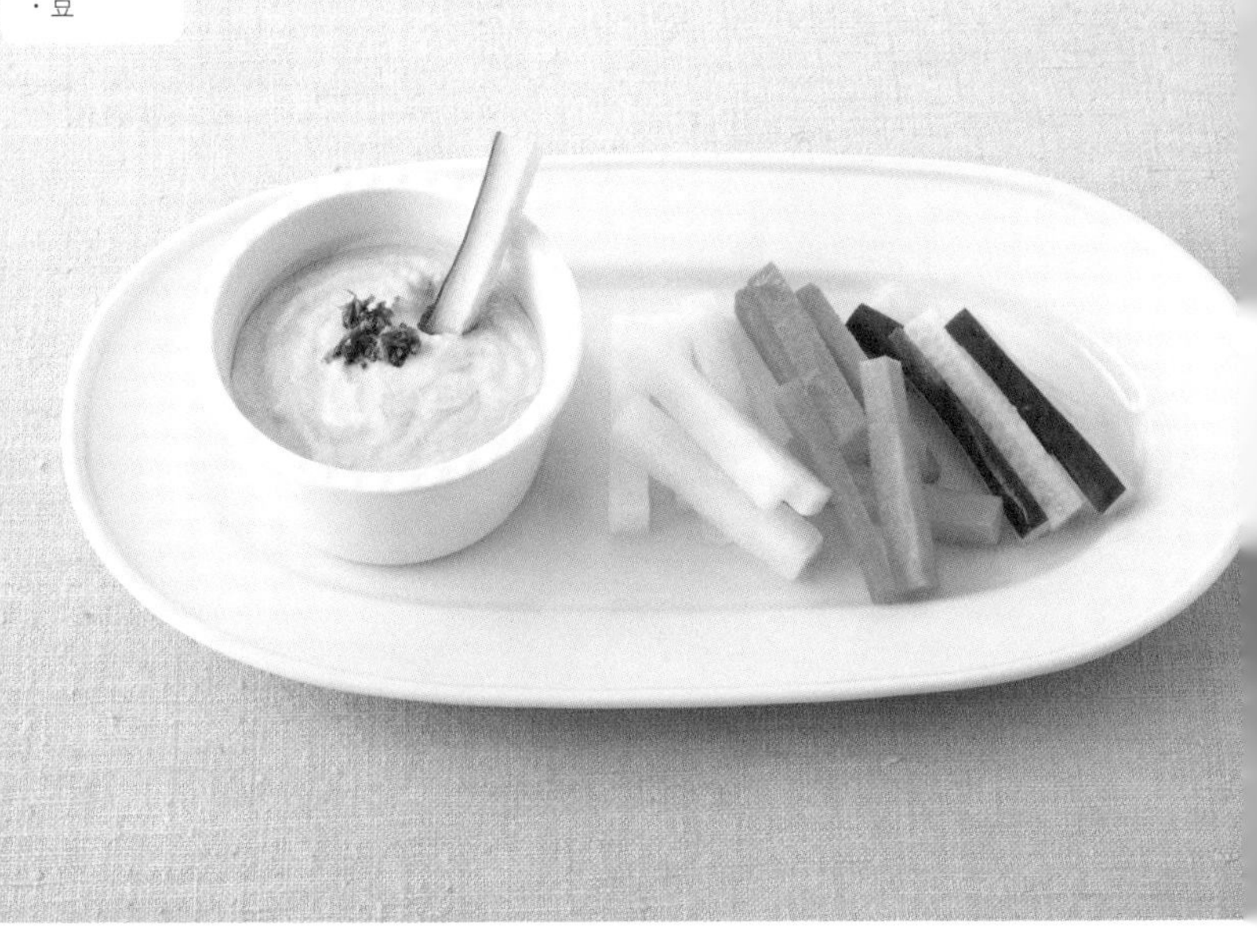

| おつまみ2 |

ヨーグルトフムス

ヨーグルトを入れることで中東風のディップをまろやかに。

◉材料 _ 2人分
ひよこ豆（水煮）…… 100g
A 水切りヨーグルト …… 30g
（プレーンヨーグルト100g分）
練りごま（白）…… 小さじ2
レモン汁 …… 大さじ1と1/2
にんにく …… 1片
クミンパウダー …… 少々
水 …… 適量
塩 …… 適量
オリーブオイル …… 大さじ1
パセリ …… 適量
好みの野菜（大根、にんじん、きゅうりなど）…… 適量

◉作り方
1 ひよこ豆の水けを切り、軽く洗っておく。
2 フードプロセッサー（ミキサーでもOK）に、Aを入れてよく撹拌し、なめらかにする。
3 1を2回くらいに分けて入れ、その都度撹拌する。
4 水を少しずつ加え、ディップ状（好みの固さ）になるまで、よく撹拌する。
5 塩を加え、味を調える。
6 器に盛りつけ、オリーブオイルをまわしかけ、刻んだパセリをちらす。
7 スティック状に切った野菜を添える。

◉水切りヨーグルトの作り方
キッチンペーパーや清潔な布巾を敷いたざるにボウルなどと重ね、プレーンヨーグルトを流し入れ、冷蔵庫で半日置く。重しをのせると短時間で水切りできる。

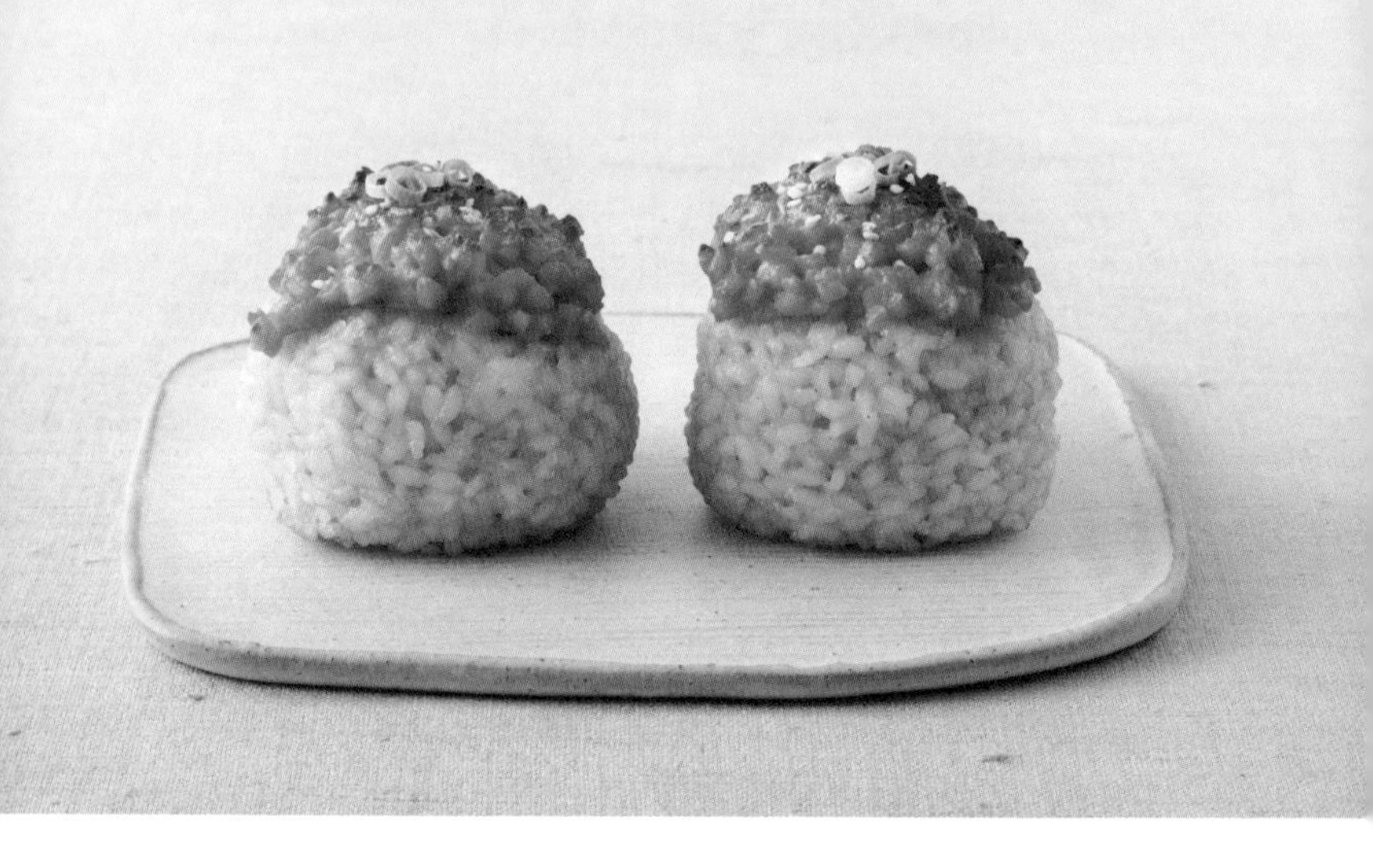

健美腸食材
・納豆
・玄米
・味噌

| ごはん・鍋1 |

納豆味噌の玄米焼きおにぎり

日本の伝統食材の健美腸力を実感！

◉材料＿2個分
玄米ごはん …… 240g
A ひきわり納豆 …… 1パック
味噌 …… 大さじ1/2
しょうゆ …… 少々
酒 …… 大さじ1/2
みりん …… 大さじ1/2
ごま油 …… 適量
ごま …… 適量
万能ねぎ …… 適量

◉作り方
1 玄米ごはんをおにぎりにする。
2 Aをよく混ぜ合わせておく。
3 クッキングシートにごま油を塗り、1を置き、2をのせ、トースターで焦げ目がつくまで焼く。ごま、小口切りにした万能ねぎをのせる。

健美腸食材
・根菜類
(れんこん、ごぼう、にんじん)

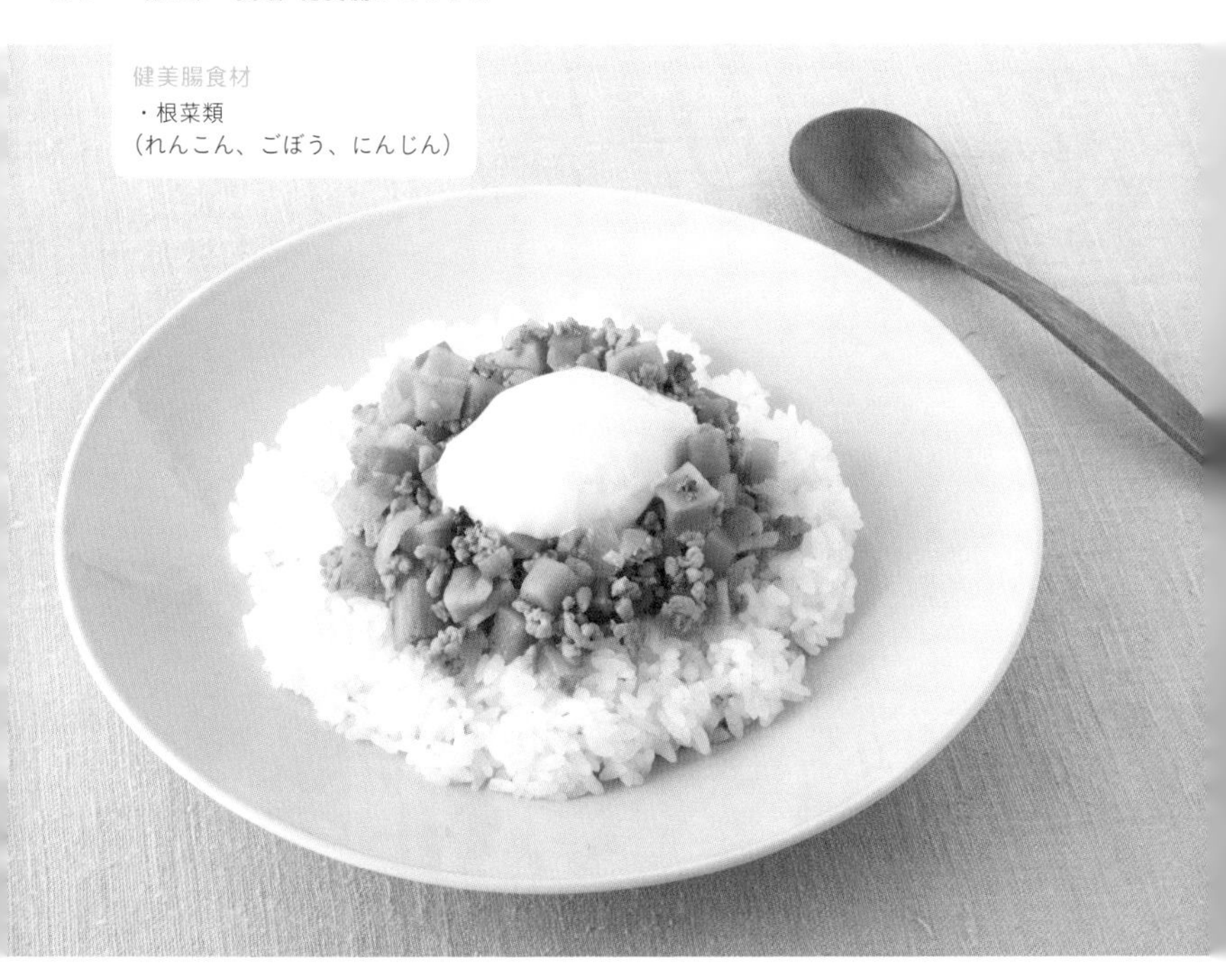

ごはん・鍋2

野菜のドライカレー

誰もが大好きなカレーだって健美腸メニューに。

◉材料　2人分

A 玉ねぎ …… 1/2個
れんこん …… 4cm
ごぼう …… 20cm
にんじん …… 4cm
にんにく …… 1片
しょうが …… 1片
オリーブオイル …… 大さじ1
鶏ひき肉 …… 160g
水 …… 1カップ
カレー粉 …… 大さじ1
しょうゆ …… 適量
塩、こしょう …… 各適量
ごはん …… 300g
温泉卵 …… 2個
パセリ …… 適量

◉作り方

1 Aはすべて1cmくらいの角切りにする。
2 にんにく、しょうがはみじん切りにする。
3 フライパンにオリーブオイルを入れ、2を加えて炒める。
4 鶏ひき肉と1を加え、全体を混ぜ合わせながら炒める。
5 水を加え、野菜がやわらかくなるまで煮る。
6 カレー粉を加え、水けがなくなるまで煮る。
7 しょうゆ、塩、こしょうで味を調える。
8 皿にごはんをよそい、7を盛りつけ、温泉卵をのせ、みじん切りにしたパセリをちらす。

健美腸食材
・味噌
・ぬか漬け

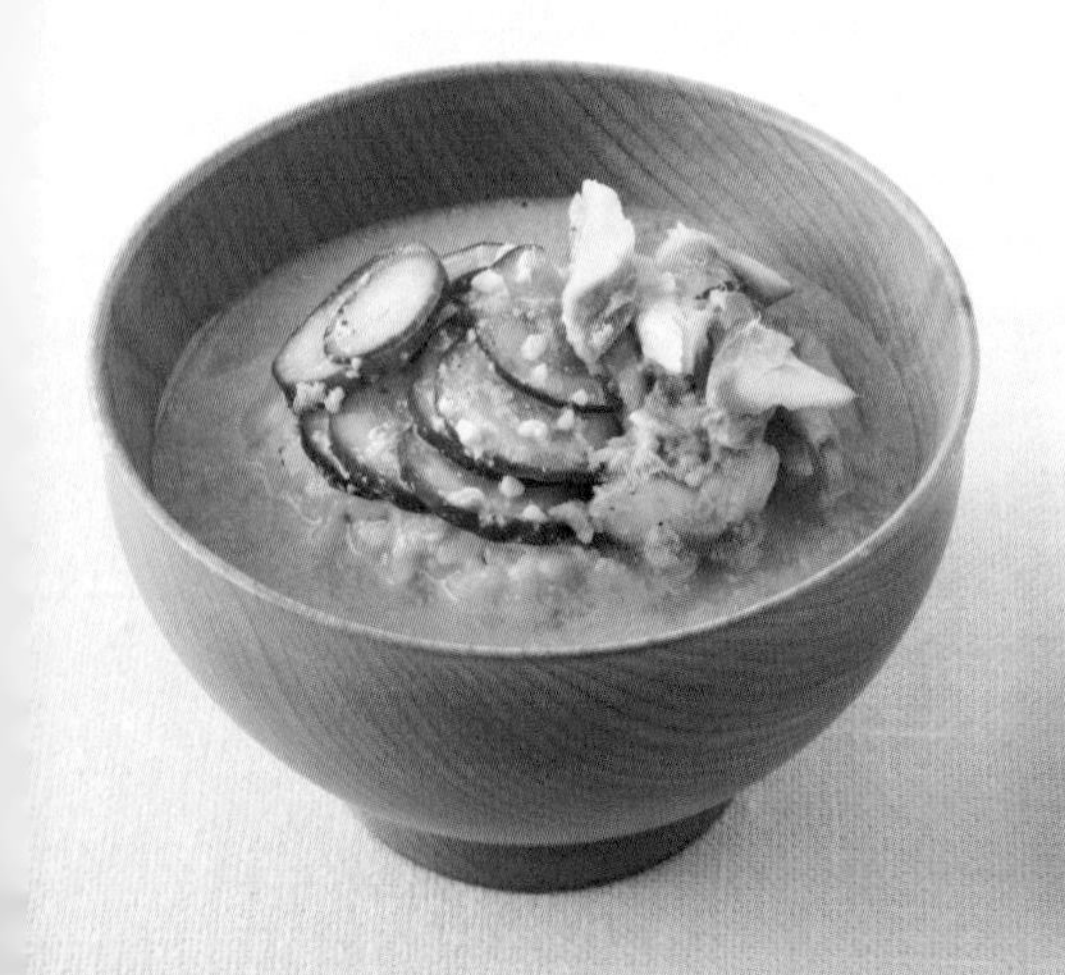
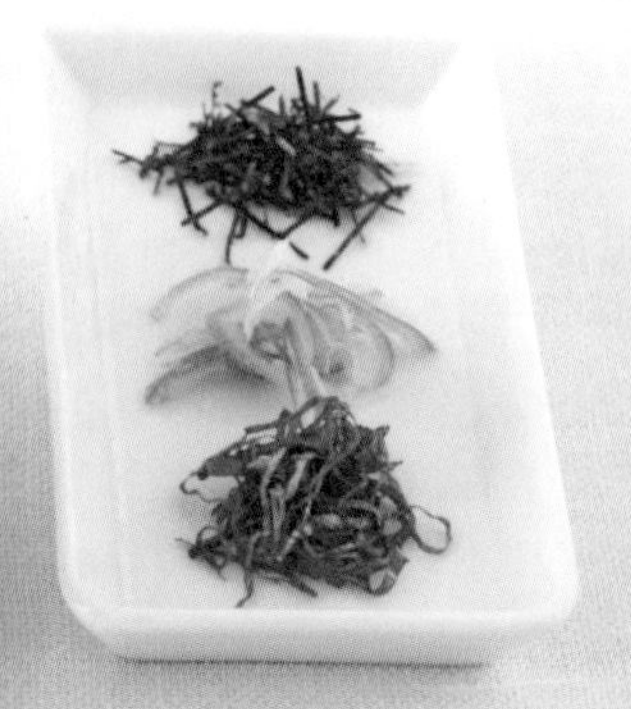

| ごはん・鍋3 |

冷や汁

宮崎県などの郷土料理を、ぬか漬けを使ってアレンジ。

◉材料 _ 2人分
あじの干物 …… 2枚
きゅうりのぬか漬け …… 1本
だし汁 …… 2カップ
酒 …… 小さじ4
味噌 …… 40g
練りごま（白）…… 大さじ2
すりごま（白）…… 大さじ2
冷えたごはん …… 2杯分
しそ …… 2枚
みょうが …… 1本
のり …… 少々

◉作り方
1 あじの干物は魚焼きグリルに入れ、両面を焼き、熱いうちに身をほぐす。
2 きゅうりの漬け物は小口切りにする。
3 鍋にだし汁を入れて中火にかけ、ひと煮立ちしたら酒と味噌を加える。さらにひと煮立ちしたら火を止め、練りごま、すりごまを加えて混ぜる。粗熱が取れたらそのまま冷蔵庫に入れて冷やす。
4 3に1、2を加える。
5 お椀に盛ったごはんに4をかけ、せん切りにしたしそ、みょうがをのせ、刻んだのりをちらす。

健美腸食材
・キムチ
・きのこ

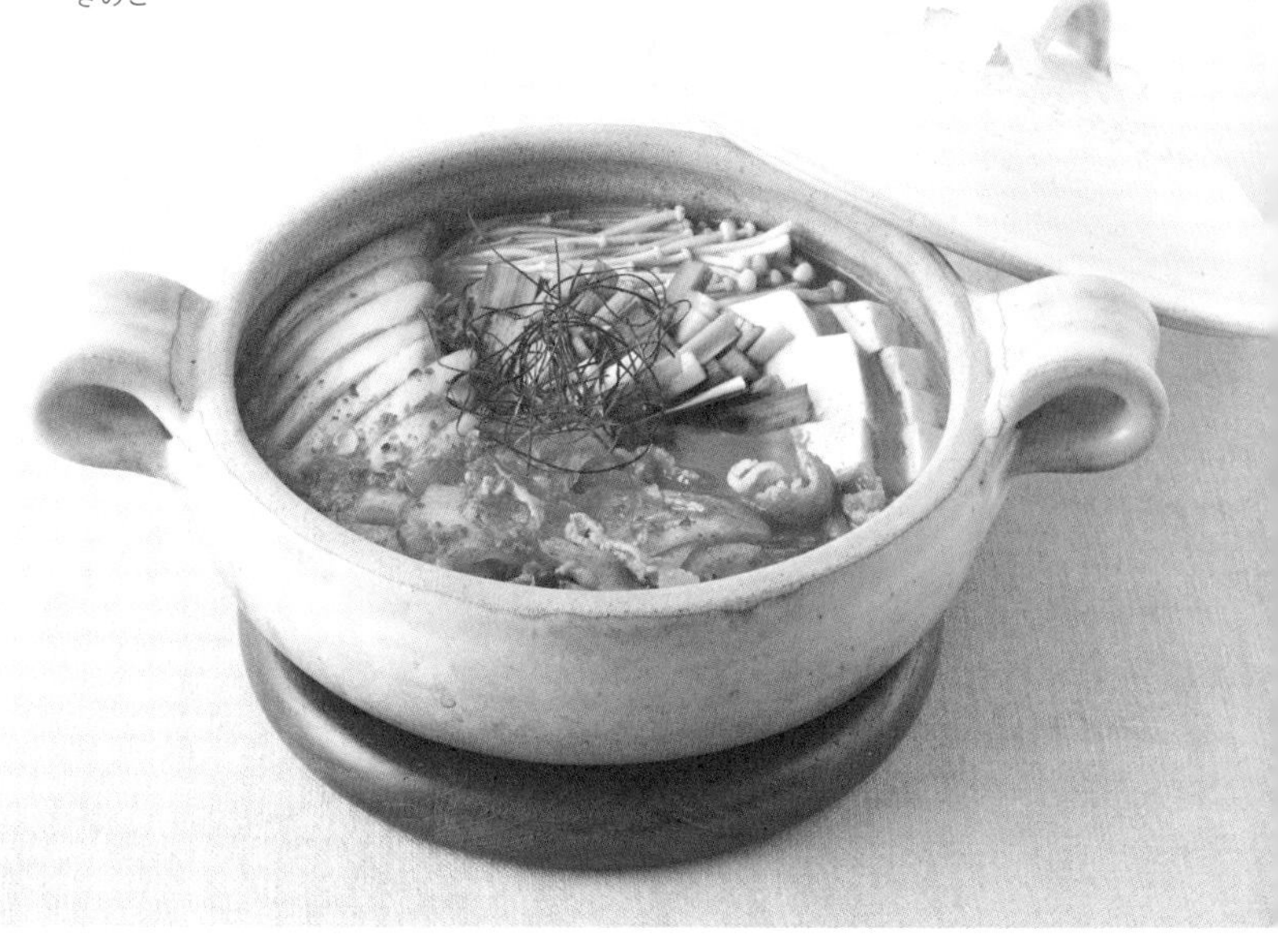

ごはん・鍋4

キムチチゲ

発酵食品の代表キムチも、健美腸の強い味方。

◉材料 _ 2人分

キムチ …… 100g
豚バラ肉（薄切り）…… 50g
豆腐 …… 1/4丁
長ねぎ …… 1/2本
えのきだけ …… 1/4袋
にら …… 2本
A おろしにんにく …… 小さじ1/2
　すりごま …… 大さじ1/4
　粉唐辛子 …… 大さじ1/4
ごま油 …… 大さじ1/4
だし汁 …… 250cc
しょうゆ …… 適量
糸唐辛子 …… 適量

◉作り方

1 豚バラ肉、にらは4cm長さ、豆腐は一口大に切り、えのきだけは石づきを取り除き、長ねぎは斜め切りにする。
2 鍋にごま油を入れて、Aを加え、焦がさないように炒める。
3 1の豚肉を加えて色が変わったら、キムチを入れてよく炒める。
4 だし汁を加え、沸騰したらアクをとり、1の野菜と豆腐を入れて弱火で煮込む。しょうゆで味を調え、糸唐辛子をのせる。

健美腸ファスティング
～腸に最高の1週間を迎える

ここまでお話ししてきたように、腸内環境のために何より大切なのは、日々の食事で必要な栄養素をきちんととることです。一方で、あまりにも乱れた食習慣やストレスで悪化した腸内環境をいったんリセットしたい、という方も多くいらしゃいます。

そこで、上手に行うと効果的な腸内環境のリセット法の1つとして、ファスティングをご紹介します。

◎ファスティングの具体的な効能

・デトックス効果＝老廃物、有害物質が排出されることで新陳代謝が上がる
・脂肪燃焼・ダイエット効果
・整腸作用＝栄養の吸収がよくなり、善玉菌が育ちやすくなる
・メンタルへの効果＝自信がつく。暴飲暴食をしなくなる
・免疫力向上

・美肌・肌再生効果

短期間で効果を出せるダイエット法として取り組む女性も少なくないファスティング。数日間、固形物をとらないことで臓器を休ませる療法ですが、最近は「ジュースクレンズ」といって、野菜や果物100％のジュースを食事の代わりに飲む方法も、ダイエットしたい女性たちを中心に人気のようです。

けれど、誤った方法で行う方も増えており、当院には、体調を崩した方やリバウンドして太ってしまった方からの相談も寄せられることがあります。

体に必要な栄養素の摂取量を減らしてしまう自己流ファスティングでは、脂肪だけでなく筋肉量も落としてしまい、ファスティング後に体重がリバウンドしやすくなります。リバウンドしたぶんは体脂肪として体につくので、代謝が下がり、ファスティングするたびに結果として痩せにくい体になってしまいます。

一般に広まっているのは、「酵素ドリンク」と水のみとって断食する方法ですが、第3章でお話しした通り、酵素は体内に入ってもそのまま酵素として働いて栄養になるわけではありません。また、ジュースクレンズ用と称した市販のドリンクも質はさまざま。〝糖の塊〟といってもいいくらい、糖分が含まれているドリンクもあり、ダイエットには逆効果です。

当院では、健美腸のためのファスティングプログラムをご用意しているのですが、ここではまず、個人でも体に無理なく、リバウンドなしで安全に行えるファスティングルールをご紹介します。たんぱく質を適量摂取することで、筋肉量を維持しながら体脂肪だけを落とし、胃腸を休めてデトックス効果も得られることがポイントです。

◎個人で行うファスティングルール

●準備期　1～2日間

体を慣れさせるために、和食中心にして、量はいつもより少なめに摂取する。

●ファスティング　2日間

①食事を野菜・果物100％ジュースに置き換え、固形物をとらないようにする。

②同時に豆乳を1日200～300㎖程度飲み、たんぱく質をしっかりとる。

③1日1～2ℓの水を飲む。

④ヨーグルトを含む動物性の乳製品は控える。

※3日以上行う場合は医師や専門家に相談すること。
※カフェインやアルコールは控える。

●復食期　1~2日間
回復期間として、お粥（かゆ）や具のない味噌汁などをとりながら、徐々に、フルーツや和食中心の通常食に戻していく。

短期間なら、栄養バランスよりも腸内のデトックスを優先してかまいません。休みなく働き続けている胃腸をいったん休め、悪玉菌でいっぱいの腸をリセットする効果が期待できます。働いている方は、朝晩をジュースのみに、昼はサラダやスープで過ごしてみてもいいでしょう。固形物を控えることで、腸内環境が改善されていきます。

ファスティングは数ヵ月に一度程度にとどめるようにしましょう。体調がよい日を選び、体調に異常を感じたら直ちに中止してください。ファスティングによって、便の状態が変わる可能性がありますが、一時的な症状なら心配はいりません。

プロが行う健美腸ファスティング

小林メディカルクリニック東京では、独自に「科学的根拠に基づいたファスティングプログラム」を作り、希望者に紹介しています。実施前、中、後と、医師、薬剤師、看護師などの専門家によるメディカルフォローが受けられるので安心です。初めての方は、一度、プロの指導によるファスティングを経験し、正しい知識を得てから、個人で行うとよいと思います。

私や当院のスタッフも実践していますが、体脂肪だけが減り、筋肉量はむしろ増えて、体調もよくなりました。実施期間中は、気分もスッキリして、頭もクリアになった実感がありました。体重は1ヵ月〜1ヵ月半程度でゆるやかに戻っていきますが、筋肉量の減少やリバウンドはありません。当院のプログラムは、20〜70代の方が体験されています。今よりもっと健康になりたい、キレイになりたいという方におすすめです。

◎健美腸ファスティングの特徴

・オーダーメイドのサプリやプロテインドリンクを使用し、必要な栄養素を補いながら行う。

・水溶性食物繊維（ファイバープロ）をしっかりとる。
・医師、薬剤師、看護師によるカウンセリングおよびメディカルチェックを行う。
・体組成マシンを用いて体内状態を記録。
・準備期間は2日、ファスティング期間は3日、回復期間を2日とし、1週間のスケジュールで行う。

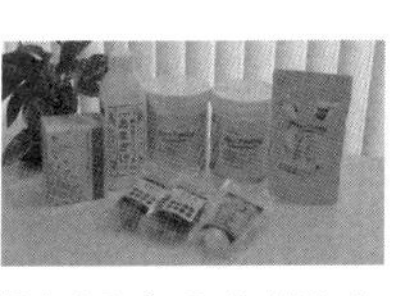

処方するプロテインドリンク、サプリや甘酒ドリンクなど

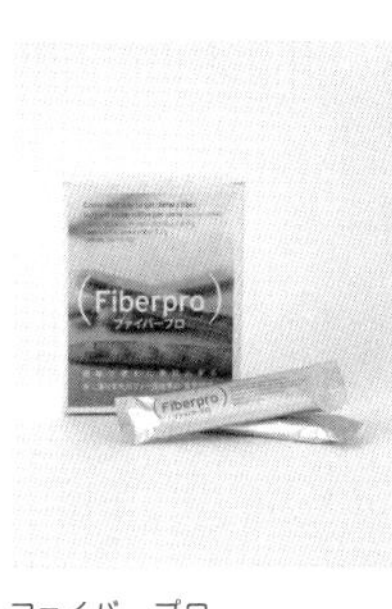

ファイバープロ

ここからは、健美腸ファスティングを実際に体験した方の例をご紹介しましょう。

健美腸ファスティング体験者❶ ―Aさん・30歳女性―

全身のむくみや冷え症が悩みだったAさん。過去にも、酵素ファスティングドリンクによる自己流ファスティングの経験がありました。そのときは、むくみが取れて体重も1～2kg落ちたのですが、食事を戻したところ2ヵ月ほどでリバウンド。そこで、当院での健美腸ファスティングにチャレンジすることに。

1週間のファスティング後、むくみがなくなり、脚が細くなったのを実感したそうです。また、いつもついついお腹いっぱいになるまで食べてしまい、ガスによる腹部の張りがあったのが、ファスティング後は張りにくくなり、腹八分目で満足できるように。お腹のぽっこりがなくなりました。

また今回は、プロテインやサプリなどできちんと栄養をとりながらファスティングをしたことで、筋肉量を落とすことなく、体重と体脂肪率を落とすことに成功。筋肉量がむしろ増えたことで、代謝がアップし、リバウンドもなし。

何より、目覚めがよくなり、朝スッキリ起きられるようになったというのは、腸内環境が整ったおかげだと思います。

◎体組成Before /After（身長156㎝）

	体重	体脂肪率	筋肉量
ファスティング前	47.5kg	28.3%	31.9kg
ファスティング後	47.2kg	28.0%	32.0kg
ファスティング18日後	46.9kg	27.2%	32.0kg

◎ファスティング中の食事

	朝	昼	夜	その他・間食
1日目	ごはん、梅干し、味噌汁、サプリ	ファイバープロ、サプリ、ごはん、納豆	ファイバープロ、豆乳、甘酒、プロテイン	
2日目	お粥、味噌汁、サプリ	ファイバープロ、サプリ、サラダ、おにぎり	ファイバープロ、豆乳、甘酒、プロテイン	
3日目	豆乳、甘酒、サプリ	豆乳、甘酒、プロテイン、サプリ	豆乳、甘酒、プロテイン、サプリ	
4日目	豆乳、甘酒、サプリ	豆乳、甘酒、プロテイン、サプリ	豆乳、甘酒、プロテイン、サプリ	ガム
5日目	豆乳、甘酒、サプリ	豆乳、甘酒、プロテイン、サプリ	豆乳、甘酒、プロテイン、サプリ	
6日目	りんご、サプリ	ファイバープロ、薬膳粥、サプリ	ファイバープロ、豆乳、甘酒、サプリ	
7日目	りんご、サプリ	ファイバープロ、薬膳粥、サプリ	ファイバープロ、豆乳、甘酒、サプリ	

健美腸ファスティング体験者❷ ―Bさん・32歳女性―

20代後半から痩せにくくなったことが気になっていて、一度体重を戻してリセットしたい、という希望から、当院でのファスティングを体験したBさん。

「お腹が空くのでは？」というのが、ファスティング前のいちばんの心配でしたが、それほど空腹に悩まされなかったことに驚いたそうです。

3日目からむくみが取れ始め、体が軽くなるのをはっきり実感。

そして何より驚いたのは、ファスティング直後よりも、20日くらい経ってからのほうが体脂肪率の減少があったことでした。

これはAさんと同様、しっかり栄養を吸収できる腸を育てながらデトックスすることで、健康的に体重を落とすことができたということでしょう。筋肉量を落とすことなく代謝をアップできる健美腸ファスティングのなせるワザです。

栄養をとらずに断食やファスティングをしても、リバウンドしてしまうだけ。腸のことを考えたファスティングは、普段の食生活を見直すよいきっかけにもなると思います。

◎体組成Before /After（身長156㎝）

	体重	体脂肪率	筋肉量
ファスティング前	49.5kg	27.1%	38.7kg
ファスティング後	49.4kg	26.6%	38.9kg
ファスティング18日後	48.5kg	25.6%	38.7kg

◎ファスティング中の食事

	朝	昼	夜	その他・間食
1日目	納豆ごはん、ヨーグルト、厚焼き卵	サラダうどん、鶏ささみ、ファイバープロ	プロテインシェイク	サプリ
2日目	納豆ごはん、ヨーグルト、鮭、キムチ	和食ブッフェ（肉類は抜き）	プロテインシェイク	甘酒、お茶、サプリ
3日目	豆乳、甘酒	プロテインシェイク	プロテインシェイク	ガム、お茶、サプリ
4日目	豆乳、甘酒	プロテインシェイク	プロテインシェイク	ガム、お茶、サプリ、
5日目	豆乳、甘酒	プロテインシェイク	プロテインシェイク	ガム、野菜ジュース、お茶、サプリ
6日目	豆乳、甘酒	薬膳粥、野菜サラダ	プロテインシェイク	豆乳、サプリ
7日目	豆乳、甘酒	薬膳粥、野菜サラダ	プロテインシェイク	豆乳、サプリ

健美腸ドックについて

小林メディカルクリニック東京が行っている、予防医療検査の1つ。全身の栄養バランスや腸内フローラ、自律神経などをチェックすることにより、採血や画像診断だけではわからない「本当の体内コンディション」を知ることができます。また、検査結果を受けて、専門知識を持った医師がその人に合った治療法を提案し、腸内環境を効果的に改善していきます。「より高いレベルの健康」を目指せるのが、健美腸ドックです。

【検査内容】 検査はすべて自費診療となります。

★健美腸ドック 1万7000円

・インドール検査（腸内細菌の種類やバランスなどを測定する）
・腹部エコー（腸の形やガスの溜まり具合、お腹の動きなどがわかる）
・自律神経バランス検査
・カウンセリング

【その他のオプション】

★遅延型アレルギー検査　5万2000円から
（IgG抗体〜219種類の食品についてのアレルギー反応の有無を調べる）

★腹部レントゲン　3000円

【こんな方におすすめ】

●美容に関心のある方　●健康に気をつけているけれど、自分にはどんな情報が必要か、迷っている方　●美容や健康面に関して個別的なアドバイスをほしい方　●抑うつ気分など、精神的な症状で悩んでいる方　●病気というほどではないけれど不調や不定愁訴で悩んでいる方

健美腸指導士について

「健美腸」とは、体に必要な栄養素をきちんと吸収でき、不要な有害物質をきちんと排出できる、本来の腸の状態を表します。腸は「第二の脳」といわれており、腸内環境を整えることは、体のみならず精神の安定にもつながります。健美腸指導士は、腸についての豊富な知識を有し、腸内環境改善の指導をできる人材。現在、小林メディカルクリニック東京にて3人の健美腸指導士が、便秘外来を訪れる患者さんの生活指導やカウンセリングに携わり、食事や運動など幅広くアドバイスをしています。また、企業に出向いて講演や食生活指導なども行っています。

【資格取得に関して】数回のセミナー受講と試験を通し、看護師・薬剤師・栄養士などの国家資格取得者は健美腸指導士、腸のことを深く学びたい方は健美腸スタイリストの資格を取得できます。

【セミナーに関して】現在不定期で行っております。お知らせは、小林メディカルクリニック東京のホームページに随時掲載します。

【健美腸ドック・健美腸指導士についてのお問い合わせ先】

小林メディカルクリニック東京
東京都港区赤坂2－3－5 赤坂スターゲートプラザ2階
☎03-3589-3717
ホームページ http://www.kobayashimed.com/

装丁・デザイン◎堀康太郎(horitz)
イラスト◎海道建太
撮影◎永野佳世
レシピ制作・調理◎新生暁子
スタイリング◎高橋尚美
構成・執筆協力◎及川夕子

＊本書は2016年、講談社エディトリアルより刊行された『今日からはじめる健美腸ルール　人生で最高の自分になる方法』を大幅に加筆・修正したものです。

小林暁子

Akiko Kobayashi

小林メディカルクリニック東京院長。医学博士。順天堂大学医学部卒業後、順天堂大学総合診療科での経験を経て、便秘外来・内科・皮膚科・女性外来など全身の不調に対応するクリニックを開業。人気の便秘外来では、トップアスリートやエグゼクティブなども含めて2万人(のべ15万人)以上の患者の治療に携わり、高い実績を上げている。TV出演、講演などでも活躍中。著書に『腸が変われば、人生変わる　美腸の教科書』(主婦の友社)、『医者が教える最高の美肌術』(アスコム)など。

ウイルスや菌に負けない体をつくる
免疫力を上げる健美腸ルール

2020年6月30日　第1刷発行

著者　小林暁子
発行者　渡瀬昌彦
発行所　株式会社講談社
〒112-8001
東京都文京区音羽 2-12-21
☎03-5395-3606(販売)
☎03-5395-3615(業務)
編集　株式会社講談社エディトリアル
代表　堺 公江
〒112-0013
東京都文京区音羽1-17-18 護国寺SIAビル6F
☎03-5319-2171
本文組版　朝日メディアインターナショナル株式会社
印刷所　株式会社新藤慶昌堂
製本所　株式会社国宝社

©Akiko Kobayashi 2020 Printed in Japan 191p 19cm ISBN978-4-06-520519-8